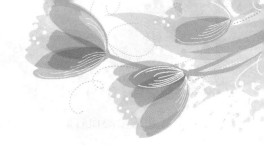

专家教您防治心血管病

ZHUANJIA JIAONIN FANGZHI XINXUEGUANBING

主 编 王道成 宋耀鸿

U0188964

中国科学技术出版社

·北 京·

图书在版编目（CIP）数据

专家教您防治心血管病 / 王道成，宋耀鸿主编. —北京：中国科学技术出版社，2017.12

ISBN 978-7-5046-7648-1

Ⅰ.①专… Ⅱ.①王…②宋… Ⅲ.①心脏血管疾病—防治 Ⅳ.①R54

中国版本图书馆CIP数据核字（2017）第202283号

策划编辑	崔晓荣
责任编辑	黄维佳
装帧设计	鸿城时代
责任印制	马宇晨

出　　版	中国科学技术出版社
发　　行	中国科学技术出版社发行部
地　　址	北京市海淀区中关村南大街16号
邮　　编	100081
发行电话	010-62173865
传　　真	010-62173081
网　　址	http://www.cspbooks.com.cn

开　　本	787mm×1000mm　1/16
字　　数	199千字
印　　张	13
版　　次	2017 年 12 月第 1 版
印　　次	2017 年 12 月第 1 次印刷
印　　刷	北京盛通印刷股份有限公司
书　　号	ISBN 978-7-5046-7648-1/R•2095
定　　价	29.00元

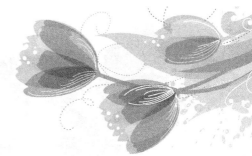

内容提要

  本书的心血管病专家首先介绍了心血管病的病因、临床表现和诊断知识，然后详细且通俗地阐述了起居养生、合理饮食、经常运动、心理调适与疾病防治的关系，重点解读了西医和传统医学治疗心血管病的方法，最后强调了预防保健的重要性，并着重回答了患者经常询问医生的问题，为读者提供可靠、实用的防病治病知识。本书可作为心血管病患者及其家属必备的保健指导书，也可供广大健康养生爱好者阅读参考。

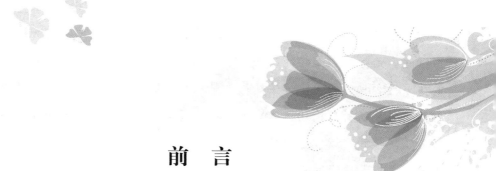

前　言

　　心血管病又称为循环系统疾病，包括心脏、动静脉血管、微血管疾病，如高血压、高血脂、高血糖及心脑血管硬化、卒中等。临床表现主要有心悸、眩晕、发绀、呼吸困难等症状。心血管病是一种严重威胁人类健康，特别是50岁以上中老年人健康的常见病，具有高患病率、高致残率和高死亡率的特点。

　　心血管病可以细分为急性和慢性，一般都是与动脉硬化有关。动脉硬化即动脉血管内壁有脂肪、胆固醇等沉积，并伴随着纤维组织的形成与钙化等病变。这种病变发展至心脏冠状动脉时则形成冠心病（心绞痛、心肌梗死及急性死亡）。从正常动脉到无症状的动脉粥样硬化、动脉血管狭窄，需要十余年到几十年的时间。但从无症状的动脉硬化到有症状的动脉硬化，如冠心病或卒中，往往只需要几分钟。因此，很多病人发病时毫无思想准备，且无预防措施，故而死亡率较高。心血管病的发病率在我国居于首位。全世界每年死于心血管病的人数高达千万，居各种死因首位。

　　预防心血管病重在认识自身存在的心血管病危险因素，实行自我保健，对自己的健康负责。保持良好心态，积极参加日常生活中的劳动，参加健身运动，维持良好的血液循环，以减缓肌肉萎缩，防止肥胖，增强心脏功能。同时要戒除不良嗜好与不卫生习惯，保持健康生活规律与方式，有个人的文化兴趣爱好。此外，还要坚持低脂膳食，改变高脂肪饮食习惯。

　　本书以问答形式简要介绍了心血管病的基本知识，重点介绍了防治心血管病从起居养生、合理饮食、经常运动、心理调适做起的各种方法。并对中西医临床治疗心血管病的方法做了详尽介绍，最后着重指出了预防心血管病的重要性和具体的预防方法。本书是一部全面反映心血管病自我调养和临床防治新成果的科普读物，内容融汇中西而详尽，文字简洁而明了，具有科学性、实用性和可读性强的特点。不仅适合心血管病患者的自我医疗，也可作为基层医护人员的参考读物。

最后，祝愿每位读者珍爱生命，以健康的身体来实现自己的人生目标！也愿本书能成为广大心血管病患者及其家属的良师益友。

编　者

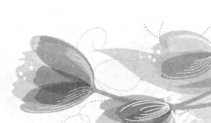

目　录

一、心血管病基础知识 ··· 1

  1. 什么是心血管病 ··· 1

  2. 常见的心血管病有哪些 ·· 2

  3. 为什么说超重和肥胖是引发心血管病的主要原因 ······ 5

  4. 有哪些主要检查手段能诊断心血管病 ················· 7

  5. 心血管病的治疗手段有哪些 ································· 7

  6. 什么是高血压 ··· 7

  7. 什么是低血压 ··· 9

  8. 什么是运动性猝死 ··· 10

  9. 什么是心绞痛 ··· 11

  10. 什么是心肌梗死 ··· 12

  11. 什么是冠心病 ·· 13

  12. 什么是高脂血症 ··· 14

  13. 什么是心力衰竭 ··· 15

  14. 什么是心律失常 ··· 15

  15. 什么是风湿性心脏病 ·· 16

  16. 什么是风湿性心脏瓣膜病 ····································· 18

  17. 什么是感染性心内膜炎 ·· 19

  18. 什么是心肌炎 ·· 21

  19. 什么是克山病 ·· 22

  20. 什么是心包炎 ·· 23

  21. 什么是梅毒性心血管病 ·· 24

  22. 什么是心脏神经官能症 ·· 25

二、防治心血管病从起居养生做起 ················ 26

　　23. 心血管的"天敌"有哪些 ················ 26

　　24. 心血管病患者如何家庭调养 ············· 29

　　25. 心血管病患者如何日常保健 ············· 31

　　26. 如何睡觉才能保护心血管健康 ··········· 32

　　27. 冷热水交替洗手能让心血管更年轻吗 ····· 33

　　28. 心血管病患者为什么要远离烟酒 ········· 34

　　29. 防心绞痛夜间发作睡前应注意什么 ······· 35

　　30. 日常生活中如何注意心脏的呼救信号 ····· 36

　　31. 为什么心血管病患者要慎入浴 ··········· 36

　　32. 心肌梗死后能过正常性生活吗 ··········· 37

　　33. 心肌梗死患者出院回家后要注意什么 ····· 37

　　34. 冠心病患者饮水为什么不能少 ··········· 38

　　35. 为什么要安排冠心病患者合理休息 ······· 40

　　36. 高脂血症患者如何起居养生 ············· 41

　　37. 患了心律失常应注意什么 ··············· 44

　　38. 心律失常患者如何家庭救治 ············· 45

三、防治心血管病从合理饮食做起 ················ 46

　　39. 饮食与心血管病有什么关系 ············· 46

　　40. 心血管病患者如何保持平衡膳食 ········· 47

　　41. 哪些食物成分有助于血管年轻 ··········· 49

　　42. 哪些食物有助于血管年轻 ··············· 50

　　43. 大豆可降低血管硬化概率吗 ············· 51

　　44. 为什么玉米油可防心血管病 ············· 51

　　45. 为什么心血管病患者宜喝牛奶 ··········· 52

　　46. 喝粥能防治动脉粥样硬化吗 ············· 52

　　47. 为什么说果汁更能预防动脉硬化 ········· 53

　　48. 冬天吃荞麦能保护血管吗 ··············· 54

　　49. 如何调味才能保护血管健康 ············· 54

　　50. 为什么反式脂肪酸不利于血管健康 ······· 55

　　51. 预防心血管病要纠正哪些饮食习惯 ······· 56

　　52. 心血管病饮食防治原则有哪些 ··········· 57

　　53. 高血压病患者为什么要做到低盐饮食 ····· 58

54. 心绞痛患者如何营养治疗 ……………………………… 59
55. 发生过心肌梗死的患者饮食应注意什么 ……………… 59
56. 冠心病患者为什么不宜饱餐 …………………………… 61
57. 冠心病患者为什么要限盐补钾 ………………………… 62
58. 高脂血症患者为什么要增加膳食纤维 ………………… 62
59. 高脂血症患者如何选择食用油 ………………………… 64
60. 高脂血症患者饮食应注意哪些问题 …………………… 65
61. 高脂血症如何进行合理的饮食调养 …………………… 65

四、防治心血管病从经常运动做起 ………………………… 67
62. 为什么说缺乏体力活动是心血管病危险因素 ………… 67
63. 为什么说运动能让血管青春永驻 ……………………… 69
64. 有氧运动有利于提高心脏的功能吗 …………………… 69
65. 为什么心血管病患者不宜晨练 ………………………… 71
66. 跳绳可防心血管病吗 …………………………………… 72
67. 高血压患者为什么要适量运动 ………………………… 72
68. 高血压病患者如何控制运动量 ………………………… 73
69. 运动与冠心病之间有何关联 …………………………… 74
70. 冠心病患者做多大量的运动合适 ……………………… 75
71. 急性心肌梗死康复期能不能运动 ……………………… 76
72. 心肌梗死后如何康复训练 ……………………………… 76
73. 高脂血症患者如何锻炼 ………………………………… 77
74. 心律失常患者适合什么样的运动 ……………………… 80

五、防治心血管病从心理调适做起 ………………………… 81
75. 引起心血管病的社会心理因素有哪些 ………………… 81
76. 高血压病患者如何心理调适 …………………………… 82
77. 高脂血症患者如何进行心理治疗 ……………………… 83
78. 为什么不能让冠心病患者情绪激动 …………………… 84
79. 如何调节冠心病患者的不良情绪 ……………………… 85
80. 发生心肌梗死后的心理障碍如何调节 ………………… 86

六、防治心血管病的西医妙招 ……………………………… 88
81. 高血压的防治原则是什么 ……………………………… 88
82. 高血压患者选用降压药物有何原则 …………………… 90

83. 常用降压药物有哪些 …………………………………… 91

84. 如何治疗高血压危象 …………………………………… 93

85. 如何治疗低血压 ………………………………………… 94

86. 发生猝死时如何心肺复苏 ……………………………… 95

87. 为什么心绞痛不宜痛时再治 …………………………… 97

88. 心绞痛发作如何施救 …………………………………… 98

89. 心肌梗死突发时怎么办 ………………………………… 99

90. 如何防治心肌梗死 ……………………………………… 100

91. 治疗冠心病常用的药物有哪些 ………………………… 100

92. 冠心病如何采用介入疗法 ……………………………… 103

93. 血脂异常治疗原则是什么 ……………………………… 104

94. 高脂血症如何正确选药 ………………………………… 105

95. 急性心力衰竭如何治疗 ………………………………… 106

96. 慢性心力衰竭如何治疗 ………………………………… 107

97. 如何治疗心力衰竭 ……………………………………… 107

98. 心律失常是否都要治疗 ………………………………… 108

99. 用抗心律失常药应注意什么 …………………………… 109

100. 抗心律失常药物是如何分类的 ………………………… 110

101. 快速心律失常如何药物治疗 …………………………… 111

102. 窦性心动过速患者如何药物治疗 ……………………… 112

103. 房性期前收缩患者如何药物治疗 ……………………… 112

104. 房性心动过速如何药物治疗 …………………………… 114

105. 心房颤动患者如何药物治疗 …………………………… 115

106. 各种类型心房颤动有何治疗对策 ……………………… 118

107. 西医如何治疗阵发性室上性心动过速 ………………… 119

108. 如何治疗室性心律失常 ………………………………… 120

109. 如何治疗器质性心脏病伴发室性心动过速 …………… 122

110. 如何治疗持续性室性心动过速 ………………………… 123

111. 如何治疗扭转型室性心动过速 ………………………… 124

112. 如何治疗加速性室性自主心律 ………………………… 126

113. 房室传导阻滞如何药物治疗 …………………………… 127

114. 心律失常患者都需要长期服药吗 ……………………… 128

115. 如何治疗心肌炎 ………………………………………… 128

116. 如何治疗克山病 ………………………………………… 130

117. 如何治疗感染性心内膜炎 ……………………………………131

118. 如何防治心包炎 …………………………………………………132

119. 如何治疗梅毒性心血管病 ……………………………………133

120. 如何防治心脏神经官能症 ……………………………………134

121. 如何治疗风湿性心脏病 …………………………………………134

122. 如何治疗风湿性心脏瓣膜病 …………………………………135

七、防治心血管病的中医妙招 …………………………………………136

123. 充血性心力衰竭如何辨证治疗 ………………………………136

124. 充血性心力衰竭如何针刺治疗 ………………………………137

125. 充血性心力衰竭如何敷贴治疗 ………………………………138

126. 心律失常如何辨证治疗 …………………………………………138

127. 期前收缩如何辨证治疗 …………………………………………140

128. 期前收缩如何针刺治疗 …………………………………………142

129. 心房颤动如何辨证治疗 …………………………………………143

130. 房室传导阻滞如何辨证治疗 …………………………………144

131. 病态窦房结综合征如何辨证治疗 ……………………………145

132. 病态窦房结综合征如何针刺治疗 ……………………………146

133. 慢性风湿性心脏病如何辨证治疗 ……………………………147

134. 慢性肺源性心脏病急性发作期如何辨证治疗 ……………147

135. 慢性肺源性心脏病缓解期如何辨证治疗 …………………149

136. 慢性肺源性心脏病如何针刺治疗 ……………………………150

137. 心绞痛如何辨证治疗 ……………………………………………151

138. 心绞痛如何针刺治疗 ……………………………………………152

139. 心肌梗死如何辨证治疗 …………………………………………153

140. 感染性心内膜炎如何辨证治疗 ………………………………155

141. 病毒性心肌炎如何辨证治疗 …………………………………157

142. 心肌病如何辨证治疗 ……………………………………………158

143. 心脏神经官能症如何辨证治疗 ………………………………160

144. 心脏神经官能症如何敷贴治疗 ………………………………162

145. 心脏神经官能症如何针刺治疗 ………………………………163

146. 急性心包炎如何辨证治疗 ……………………………………164

147. 慢性心包炎如何辨证治疗 ……………………………………166

148. 高血压病如何辨证治疗 …………………………………………167

149. 高血压病如何敷贴治疗 …………………………………………169

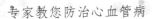
150. 高血压病如何药浴治疗 …………………………………… 171

151. 高血压病如何针刺治疗 …………………………………… 172

152. 低血压病如何辨证治疗 …………………………………… 174

153. 低血压病如何针刺治疗 …………………………………… 175

154. 高脂血症如何辨证治疗 …………………………………… 176

155. 高脂血症如何针刺治疗 …………………………………… 178

156. 如何用丹参通痹方治疗冠心病心绞痛 …………………… 179

157. 如何针刺治疗冠心病 ……………………………………… 180

158. 如何自我按摩保护心血管 ………………………………… 181

八、防治心血管病关键在预防 ………………………………… 183

159. 什么是心血管病的一级预防 ……………………………… 183

160. 什么是心血管病的二级预防 ……………………………… 184

161. 什么是心血管病的三级预防 ……………………………… 185

162. 保护心血管为什么要预防便秘 …………………………… 185

163. 预防血管老化为什么要服维生素E ……………………… 186

164. 中年男性如何预防心血管病 ……………………………… 187

165. 预防高血压病要注意什么 ………………………………… 187

166. 如何预防运动性猝死 ……………………………………… 188

167. 如何防止再次心肌梗死 …………………………………… 189

168. 为什么说控制冠心病的关键在于预防 …………………… 190

169. 高脂血症能不能预防 ……………………………………… 191

170. 如何通过饮食预防高脂血症 ……………………………… 192

171. 如何预防心律失常 ………………………………………… 193

172. 如何预防感染性心内膜炎 ………………………………… 194

173. 如何预防心肌炎 …………………………………………… 195

174. 如何预防克山病 …………………………………………… 195

175. 如何预防风湿性心脏病 …………………………………… 196

176. 如何预防风湿性心脏瓣膜病 ……………………………… 196

一、心血管病基础知识

❋ 1. 什么是心血管病

心血管病又称为循环系统疾病，是一系列涉及循环系统的疾病，是威胁人类健康的最常见疾病，其发病率在中国居于首位。循环系统指人体内运送血液的器官和组织，主要包括心脏、血管（动脉、静脉、微血管）。心血管病可以细分为急性和慢性，一般都是与动脉硬化有关。这些疾病都有着相似的病因、发病过程及治疗方法。

心脏像一个紧握的拳头，位于胸腔内中央偏左侧，其结构似二层四间的楼房，上层是左、右心房，其间为房间隔，下层是左、右心室，其间为室间隔，在左心房与左心室之间有二尖瓣，在右心房与右心室之间有三尖瓣，在左心室与主动脉之间有主动脉瓣，在右心室与肺动脉之间有肺动脉瓣，这四组瓣膜就像闸门一样有规律地开放或关闭，以保证血液向一个方向流动，而不会倒流。心脏的作用类似于"水泵"，昼夜不停地收缩舒张，将体循环的血液由腔静脉汇入右心房，通过肺循环接收氧气后经左心室射入主动脉及其分支，供应氧气和营养成分到全身各处，以维持人体生理需要。

平时我们无论做什么动作都需要大脑指挥，但心脏为什么会自己跳动而不依赖大脑的支配呢？原来心脏有一个专门指挥它的"司令部"，称为窦房结，它能够自动地、有规律地发出冲动（电脉冲），并通过特殊的传导路径（传导束），传导到心房；然后，电脉冲通过房室结及左、右束支到达心室。心肌在电刺激兴奋下引起收缩，由此反复形成有规律地搏动（心跳）。正常人的心脏还会根据人体的需要调整心跳的次数，如活动时心跳较快，休息或睡觉时心跳较慢。如果电脉冲不能发出或者传导受阻，心脏就不能跳动，人就无法生存。

心脏的主要功能是给躯体供氧和清除体内代谢产物（如二氧化碳等）。简而言之，心脏是通过从躯体收集乏氧血液，并将其泵入肺，在经过充分气体交换后，心脏将富氧血液泵到全身组织器官来完成其功能。

✳ 2. 常见的心血管病有哪些

（1）高血压：是指在静息状态下动脉收缩压和/或舒张压增高。不少年轻人认为，高血压是老年人才得的病，与自己无关。其实不然。就高血压而言，仅在中国6～18岁的中小学生中，高血压的发病率就已达到8%。当然，这其中一部分是继发于其他疾病的高血压。对于有高血压家族史的年轻人，应定期测量血压，尤其是30岁以后，以便及早发现，及时治疗，并且纠正诱发血压增高的饮酒、口味过咸等不良习惯。一般来说，大约有50%的早期高血压患者可以没有任何症状，这种高血压其实潜在的危险更大。因为有症状的人会督促自己及时就诊，调整治疗方案，从而有助于病情的控制；而没症状的人，只是由于个体差异，对高血压不敏感，因而往往忽视了治疗。但是，血压高所造成的危害却不因症状的有无而消失。很多人直到出现心力衰竭、脑出血等严重并发症后才去治疗，悔之晚矣。所以，只要诊断为高血压病，都应该认真地治疗。

（2）运动猝死：现代很多人工作紧张，长期超负荷运转，没时间锻炼。偶尔有一点放松时间，便想起"生命在于运动"的名言，于是跑到健身房狂练一番，或是一口气爬到山顶。他们以为这样对身体有好处。殊不知，这样做的危害更大。前不久，国内两位企业界的名人相继在健身房运动时发生猝死，令人扼腕！这些人长期工作紧张，体能透支，疾病已悄然而至，蓄势待发。一旦激烈运动，超出身体承受能力，发生意外也就不足为奇了。运动后有点喘，微微流汗，讲话不累，就表示此次运动强度适当。若活动后气喘吁吁，大汗淋漓，明显感到疲乏，甚至有头晕目眩等不适症状，说明运动过量了。

（3）心绞痛：很多冠心病患者，平时犯心绞痛的时候，总是先忍着，尽量不吃药，以为经常吃药，以后药物就无效了。其实不然。心绞痛的急救用药如硝酸甘油等，只有长期吃且每日吃的频率又很高的时候，才可能产生耐药性；间断服用，甚至一天吃上三四次，不会形成耐药性。另一方面，心绞痛发作时，及早服药治疗，可以迅速缓解病情，减轻心肌损伤的程度，减少发生急性心肌梗死的可能性。

（4）急性心肌梗死：心肌病是一组由于心脏下部分腔室（即心室）的结构改变和心肌壁功能受损所导致心脏功能进行性障碍的病变。有些冠心病患者对新技术、新疗法了解太少，觉得手术有风险，在紧急时刻不愿选择最佳急诊介入手术，错失救治良机甚至失去了生命。其实，冠心病介入治疗已有20多年历史，它为冠心病提供了药物治疗以外的又一种非常有效的治疗方法。冠心病介入治疗创伤小、效果好。可是有资料表明，仅有30%的急性心绞痛、急性心肌梗死等患者在发病后6小时内接受了紧急介入手术；高达70%的急性冠心病患者由于种种原因选择了药物保守治疗，效果很不理想。因此，冠心病患者要改变这种认识上的误区。如果经济条件许可，介入治疗无疑是一种明智的选择。

（5）冠心病：是因营养心脏本身的冠状动脉管壁形成粥样斑块造成血管腔狭窄所致的心脏病变。由于冠状动脉狭窄的支数和程度的不同，患者的临床症状也有所不同。不少年轻人认为，冠心病是老年人才得的病，与自己无关。其实不然。冠心病就是心脏血管的动脉硬化了。这种过程早在青年甚至幼年时期就已经开始。当然，血管只有狭窄到一定程度，或是合并急性血栓形成时才会有明显症状。由于遗传、饮食、生活习惯及外界环境等因素的影响，不同人发病年龄也不一样，有些人甚至一生也不出现明显症状。可是目前，很多年轻人出现了冠心病心肌梗死，有的还因此而死亡。这些都提醒我们，年轻虽然是最大的财富，但不是保险箱，能否很好地利用这个财富，还取决于自己。很多经常心绞痛发作的患者做完支架手术后症状迅速消失，甚至恢复了体力活动能力。因此，有些人错误地以为，放完支架后就没事了。其实，支架治疗只是一种物理治疗。它通过改善血管局部狭窄，从而减轻心肌缺血而使心绞痛得到缓解。但是，由于患者有冠状动脉硬化，其他部位同样也会发生狭窄，冠心病的危险性仍然存在，也就是说冠心病没有治愈。况且，有些患者血管病变较多，支架只放在了几个重要的部位，还有狭窄的血管没有放支架。因此，即使放了支架，也不等于万事大吉了，同样应注意按健康的生活方式生活，且应根据病情按医生要求继续服药治疗。

（6）高脂血症：是一种血脂代谢紊乱疾病，和高血压一样是终身性疾病。通过服用降脂药物，血脂可以长期控制在正常范围内，但并不等于高脂血症就治愈了。一旦停药，血脂会很快再次升高。在高血压的治疗过程中，当血压长期稳定后，即可试行减少药物种类和剂量，以最少的药物和尽可能低的剂量维持目标血压。而对于调脂药来说，目前并没有证据表明血脂达标后可以减量或停药。临床观察显示，达标后调脂药减量往往会引起血脂反弹。同时，减量也容易动摇患者坚持降脂治疗的信念，不利于长期疗效的维持。因此，只要没有特殊情况，如出现严重或不能耐受的不良反应，就不应减量或停用调脂药。

（7）心力衰竭：又称"心肌衰竭"，是指心脏当时不能搏出同静脉回流及身体组织代谢所需相称的血液供应。往往由各种疾病引起心肌收缩能力减弱，从而使心脏的血液输出量减少，不足以满足机体的需要。

（8）心律失常：指心律起源部位、心搏频率与节律及冲动传导等任一项异常。"心律紊乱"或"心律不齐"等词的含义偏重于表示节律的失常，心律失常既包括节律又包括频率的异常。

（9）感染性心内膜炎：是指因细菌、真菌和其他微生物（如病毒、立克次体、衣原体、螺旋体等）直接感染而产生心瓣膜或心室壁内膜的炎症。

（10）心肌炎：指心肌中有局限性或弥漫性的急性、亚急性或慢性的炎性病变。近年来病毒性心肌炎的相对发病率不断增加。病情轻重不同，表现差异很大，婴幼儿病情多较重，成年人多较轻。

（11）克山病：又称地方性心肌病，主要病变是心肌实质变性，坏死和纤维化交织在一起，心脏扩张，心室壁不增厚，附壁血栓常见，光镜下可见心肌变性坏死。

（12）心包炎：心脏外面有脏层和壁层两层心包膜，如它们发生炎症改变即为心包炎，可使心脏受压而舒张受限制。心包炎可分为急性和慢性两类，慢性心包炎较严重的类型是缩窄性心包炎。

（13）梅毒性心血管病：是梅毒螺旋体侵入人体后引起的心血管病，包括梅毒性主动脉炎、梅毒性主动脉瓣关闭不全、梅毒性主动脉瘤、冠状动脉口狭窄和心肌树胶样肿。

（14）心脏神经官能症：是神经官能症的一种特殊类型，临床以心血管系统功能失常为主要表现，可兼有神经官能症的其他症状。

（15）风湿性心脏病：简称风心病，是指由于风湿热活动，累及心脏瓣膜而造成的心脏病变。表现为二尖瓣、三尖瓣、主动脉瓣中有一个或几个瓣膜狭窄和（或）关闭不全。

（16）风湿性心脏瓣膜病：是指风湿性心脏病遗留下来的以心瓣膜病变为主的心脏病。患风湿性心脏病后风湿活动仍可反复发作而加重心瓣膜损害。约一半患者以往无明显风湿热病史。

✳ 3. 为什么说超重和肥胖是引发心血管病的主要原因

体脂是指身体中的脂肪组织。适当比例的体脂是人体生理活动所必需的，它有储能、保暖和缓冲的功能。超重和肥胖是指体脂超比例增加。现代医学研究表明，体脂（特别是腹部脂肪）是重要的内分泌器官，能够合成许多肽类和非肽类物质，这些物质在心血管病发生过程中起着重要作用。肥胖引发心血管病主要表现在两个层面：①流行病学研究发现超重和肥胖与心血管病的发病和死亡呈显著正相关；②生理学研究发现体内脂肪过度积蓄引起高胰岛素血症、胰岛素抵抗、高血压和血脂异常等多种心血管病危险因素水平提高，这是肥胖引发心血管病的主要原因。

近半个世纪来超重和肥胖在世界范围内呈广泛流行的趋势，这与经济发展带来的不健康生活方式（高脂肪、高热量的饮食和缺少运动）密切相关，在美国等发达国家肥胖已成为一个社会问题。在我国这一流行趋势也日益明显。2002年与1992年相比，我国人群超重率和肥胖率分别上升了38.6%和80.6%。

衡量超重和肥胖最简便和常用的生理测量指标是BMI［计算公式为：体重（千克）÷身高的平方（平方米）］和腰围。前者通常反映全身肥胖程度，后者主要反映腹部脂肪蓄积（中心型肥胖）的程度。两个指标都可以较好地预测心血管病的危险。虽然近来的一些研究提示腰围在预测心血管病危险方面要优于BMI，但前者的测量误差大于后者，因此BMI仍是简便、实用、更为精确的测量指标。同时应用两个指标预测价值更好。

成年人正常BMI为18.5～23.9千克/平方米；BMI在24～27.9千克/平方米为超重，提示需要控制体重；BMI≥28千克/平方米为肥胖，应开始减重。成年人正常腰围＜90/85厘米（男/女）；如腰围，≥90/85厘米（男/女），同样提示需控制体重；如腰围≥95/90厘米（男/女），也应开始减重。

减重可明显降低超重和肥胖患者心血管病危险因素水平，使罹患心血管病的危险降低。控制能量的摄入和增加体力活动是降低体重的有效措施。在饮食方面，除要减少总热量的摄入外，还要遵循平衡膳食的原则，控制高能量食物的摄入，包括高脂肪食物、含糖饮料及酒类等，以及适当控制主食量。另外，减慢进食速度也有减少进食量的效果。在运动方面，规律的中等强度身体锻炼是控制体重的有效方法。此外，超重和肥胖患者还应有意识地增加日常生活中的体力活动量。减重的速度因人而异，通常以每周减重0.5～1.0千克为宜。

对于非药物措施减重效果不理想的肥胖患者，可选择减肥药物作为控制体重的辅助措施。减肥药物因有一定的副作用，必须在医生的指导下使用。

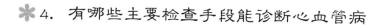

4. 有哪些主要检查手段能诊断心血管病

主要分为无创检查与有创检查两大类：

（1）无创检查：动脉血压测定、心脏X线透视、摄片、心电图及各种延伸的心电图检查（远程心电监测、遥测心电图、24小时动态心电图、食道调搏心电图、起搏电生理检查、心电图运动负荷试验、心电向量图、体表电位标测、心室晚电位、心率变异性分析等）、24小时动态血压监测、超声心动图（M型超声、二维超声、经食管超声、超声心动图三维重建等）和超声多普勒血流检查、计算机体层摄影（CT）、数字减影血管造影、心脏的同位素检查、磁共振成像（MRI）等。这些检查因无创较易被患者接受，但得到的资料较间接。

（2）有创（微创）检查：多利用心导管进行。如选择性心血管造影（包括冠状动脉造影）、心腔内心电图检查、希氏束电图、心脏电生理检查、心内膜心肌活检、心脏和血管腔内超声显像、心血管内镜检查等。

5. 心血管病的治疗手段有哪些

（1）内科药物治疗：许多心血管病要靠药物进行治疗，纠正其病理生理变化。有的疾病如高血压、慢性心力衰竭、慢性心心房颤动动等还需长期药物治疗。

（2）介入治疗：近年来发展最迅速、进展最快、最有前途的一种新的治疗手段，它可根治某些心律失常，治疗某些先天性心脏病、冠心脏、病态窦房结综合征、心力衰竭等。

（3）外科手术治疗：有的先天性心脏病，特别是复杂的先天性心脏病和多数心脏瓣膜病要靠外科手术根治。如缺损的修补、人工瓣膜的置换、冠状动脉搭桥术等。

6. 什么是高血压

正常人的血压随内外环境变化在一定范围内波动。在整体人群，血压水平随年龄增长逐渐升高，以收缩压更为明显，但50岁后舒张压呈现下降趋势，脉压也随之加大。近年来，人们对心血管病多重危险因素作用及心、脑、肾靶器官保护的认识不断深入，高血压的诊断标准也在不断调整，目前认为同一血压水平的患者发生心血管病的危险不同，因此有了血压分层的概念，即发生心血管病危险度不同的患者，适宜血压水平应有所不同。医生面对患者时在参考标准的基础上，根据其具体情况判断该患者最合适的血压范围，采用针对性的治疗措施。

血压的形成与血容量、心脏收缩、血管的阻力及弹性有关。血容量增加时血管的平均充盈度也增加，压力也随之增加，反之则减小。同样心脏收缩时的射血量多少也与血液对血管壁的压力有关。此外大动脉的弹性也能影响血液对血管壁的压力。

一般情况下，心脏收缩，射出血液，动脉血压就会上升，血压上升的最高值称为收缩压。心脏舒张，动脉血压就会下降，血压下降所达到的最低值为舒张压。正常人的血压随着年龄的增长而逐渐增加，并且在不同的生理状态下也有一定程度的波动，例如人在活动时血压上升，而睡眠时血压下降。

高血压是一种动脉压升高为主要特征，可并发心、脑、肾、视网膜等靶器官损伤及代谢改变的临床综合征。动脉压随年龄的增长而升高，同时心血管等疾病死亡率和危险性也随着血压水平的升高而逐渐增加，但很难在正常血压和高血压之间划一明确界线。

高血压患者常伴有以心、脑、肾等器官功能性或器质性改变为特征的全身性疾病。该病可由多种发病因素和复杂的发病机制所致，中枢神经系统功能失调，体液、内分泌、遗传、肾脏、血管压力感受器的异常，以及细胞膜离子转运异常等等，均可能参与发病过程。对于迄今原因尚未完全阐明的高血压，称为原发性高血压，即高血压病。而病因明确，血压升高只是某种疾病的一种表现的高血压，则称为继发性高血压，也叫症状性高血压。

由于社会经济的快速发展和人们生活方式的变化，我国的心血管病发病率及相关危险因素均有增加的趋势。我国人群高血压患病率呈增长趋势，据2002年全国居民营养与健康状况调查资料显示，我国成人高血压患病率为18.8%，估计全国有高血压患者1.6亿，但高血压知晓率、治疗率和控制率较低。

高血压是一种古老的疾病，100多年前发明了袖带血压计后医学界才对高血压的生理和病理意义有了认识。20世纪50、60年代开展了大量人群血压分布及血压与心血管病关系的流行病学和临床研究，证实了高血压是引起心血管病的主要危险因素。研究高血压的流行特征，首先要解决的问题是高血压诊断标准的确定。经过多年的观察、研究和论证，现在比较一致的看法是收缩压140毫米汞柱和舒张压90毫米汞柱是能够最佳地预测高血压所导致的心血管病的分界点。因此"收缩压大于140毫米汞柱和/或舒张压大于90毫米汞柱"被国际上公认为高血压的诊断标准。

✳ 7. 什么是低血压

低血压是体循环动脉压低于正常的总称。一般来说按常规测量法，测得成人肱动脉血压低于90/60毫米汞柱时，可称为低血压。正常血压有昼夜波动，24小时内最大差值可达40毫米汞柱还有季节性波动，故应在不同日的同一时间多次测量安静状态下的血压，方可对低血压做出判断。但血压的正常变异范围相当大，不易以一个数值代表不同的年龄、性别、体质的人的正常血压。所测的血压值可供参考，其临床意义应结合临床综合分析。

生理性低血压状态是指部分健康人群中，其血压测值已达到低血压标准，但无任何自觉症状，经长期随访，除血压偏低外，人体各系统器官无缺血和缺氧等异常，也不影响寿命。据统计，有上述低血压状态的人约占健康人的2.5%～3.5%，常见于经常从事较大运动量的人群如体育运动员、重体力劳动者，而体型瘦长的年轻妇女也不少见。生理性低血压可有家族性倾向，无重要临床意义。

原发性低血压病主要有以下表现：

（1）疲乏、无力：尤其是早上，患者常感到精神萎靡不振、四肢酸软无力，经午睡或休息后可好转，但到下午或傍晚又感乏力。这种倦怠感与患者实际工作或活动所消耗的体力不相称，即这种乏力并非都是因疲劳过度所致。这种疲乏可能与神经系统功能紊乱导致过多的肌肉收缩不协调，而不恰当地消耗肌力有关。

（2）头痛、头晕：在低血压病的患者中，头痛可以是唯一的主诉，其头痛往往在紧张的脑力或体力活动后较为明显，头痛性质和程度不一，多表现为颞顶区或枕下区隐痛，也可呈剧烈的搏动性疼痛或麻木性疼痛。头晕轻重不一，轻者两眼发黑、眩晕；重者可以失神，甚至晕厥倒地，常在突然改变体位，尤其是由蹲位突然起立时最易发生。此外，静止而又负担过重的工作条件下也易发生。头痛和头晕可能与血压低致脑灌注不足有关。

（3）心前区隐痛或不适：低血压病患者心前区隐痛、不适，不仅可在体力劳动或紧张脑力劳动时发作，在安静时也可发作，甚至引起心绞痛样发作，尤其多见于40岁以上患者。这种情况不仅见于低血压病并冠心病的患者，也可能由于血压过低本身导致冠状动脉供血不足，引起心肌缺氧、缺血而产生上述症状。

（4）神经功能障碍：可表现为精神萎靡不振、记忆力减退、睡眠障碍和失眠等。自主神经功能失调可表现为多汗、皮肤苍白或轻度发绀，浑身忽冷忽热，时有蚁爬感，手脚麻木等。

（5）内分泌功能减退：主要表现为肾上腺素和去甲肾上腺素一类物质不足，部分患者血糖降低和性功能衰退。

（6）其他：可表现为食欲不振、腹部不适、消化不良，以及血红细胞增多、白细胞减少、抵抗力降低易引起感染等征象。

✹ 8. 什么是运动性猝死

运动性猝死是在运动中或运动后即刻出现症状，6小时内发生的非创伤性死亡。人类历史上第一例有据可查的运动性猝死可追溯到公元前490年。那一年，希腊军队在雅典附近的军事重镇——马拉松，与入侵的波斯军队展开了一场决定希腊命运的激战。希腊军队大获全胜后，青年士兵菲迪皮德斯奉命跑回雅典报告胜利的喜讯。但是，当他跑到雅典时，他只喊了一声"我们胜利了"，便倒地死去。为纪念菲迪皮德斯，"马拉松"长跑运动诞生。历史上在运动中猝死的运动员为数不少，据推测，这些运动员均死于心源性猝死。也就是说，心源性猝死是运动性猝死的最主要原因，也是其最主要表现形式。

心源性猝死不是由运动这个单一因素导致的，而是由运动和潜在的心脏病共同引起的致死性心律失常所致。对于年轻运动员来说，其潜在的心脏病多为与动脉粥样硬化无关的结构性心脏病：最常见的为肥厚型心肌病，占所有心源性猝死病因的36%；其次为先天性冠状动脉畸形，占17%～19%；再次为特发性左心室肥厚，占9%～10%；其他比较少见的病因包括主动脉破裂、致心律失常性右室心肌病、主动脉瓣狭窄、QT延长综合征、二尖瓣脱垂、心脏震荡、预激综合征和冠心病等。而在年龄大于35岁的较年长运动员中，冠心病是心源性猝死的最常见原因，所占比例高达73%～95%。

✳9. 什么是心绞痛

胸痛是一种常见的主观症状，许多疾病和因素均可引起胸痛，胸痛者不一定都患有冠心病心绞痛。心绞痛是心肌暂时性缺血引起的一种临床综合征，其典型表现主要包括五个方面：

（1）诱因：主要有自发性或劳力性，劳力性心绞痛多与用力、疲劳、激动、饱餐有关。

（2）部位及放射：主要位于胸骨后或心前区，一般疼痛可放射到咽、臂部，左臂尺侧多见。有的可放射到上腹部，少数报告有放射到大腿侧。发作时患者常因疼痛逐渐加重而不敢继续活动。

（3）性质：可为胸骨后压榨感、紧缩感、烧灼感或窒息感，一般针刺样、刀割样或触电样疼痛不像心绞痛。

（4）持续时间：心绞痛一般很少超过15分钟，如超过30分钟应考虑急性心肌梗死的可能。

（5）缓解方式：去除诱因、休息或含服硝酸甘油后3分钟之内即可缓解。

心绞痛发作的部位及疼痛性质常不典型，所以易与其他病症相混淆。如有的心绞痛发作不在心前区，而是在颈、牙床、咽喉、背、肩、臂或腹部等处。也有的患者心绞痛可表现为臂和腕部麻木、沉重等不适感。另由于胸痛部位主要取决于痛觉神经的分布，因而任何刺激，如缺氧、炎症、肌张力增加、癌肿浸润、组织坏死及物理化学因素等，均可引起胸痛。一般说来，针刺样锐痛，特别是出现在左乳房下区者，往往非心绞痛表现。胸部持续性憋闷，深吸气后症状可减轻，含服硝酸甘油无效，往往多见于心脏神经官能症。极短促的疼痛也很少是由心肌缺血引起。此外，心绞痛也并非冠心病所特有，主动脉瓣狭窄或关闭不全、贫血、特发性肥厚性主动脉瓣瓣下狭窄、心肌炎等疾病均可有之。且冠状动脉疾病也并不仅限于冠状动脉粥样硬化，遗传与先天性畸形、外伤和胶原病及其他血管炎症性疾病，均可引起冠状动脉病变。

✳ 10. 什么是心肌梗死

心肌梗死是指冠状动脉某一个或几个分支完全闭塞所导致的相应供血部位的心肌细胞缺血性坏死，本病在欧美多见，我国也有逐渐增多趋势，尤以华北地区发病率较高。

发生急性心肌梗死的患者，在临床上常有持久的胸骨后剧烈疼痛、发热、白细胞计数增高、血清心肌酶升高，以及心电图反映心肌急性损伤、缺血和坏死的一系列特征性演变，并可出现心律失常、休克或心力衰竭，属冠心病的严重类型。

心肌梗死的原因主要是冠状动脉粥样硬化斑块或在此基础上血栓形成，造成血管管腔堵塞。

按病变发展过程，心肌梗死可分为急性心肌梗死与陈旧性心肌梗死。急性心肌梗死是指因持久而严重的心肌缺血所致的部分心肌急性坏死。按梗死范围，心肌梗死可分为透壁性心肌梗死和心内膜下心肌梗死两类。

心肌梗死一般会有如下征兆：胸腔持续疼痛，并扩散到两臂、腹部、肩胛骨之间和下颌。胸腔常有一种火辣辣的感觉，脖子或上腹部也会出现疼痛。胸腔有一种强烈的闷压感。脸色苍白无血色，额头、上唇，甚至整个脸部会出冷汗。呼吸困难，不得不坐下或躺下。突然出现虚脱，但并没失去知觉。如上述病痛在15～30分钟内不见好转，那就必须请医生诊治。

✱ 11. 什么是冠心病

人的心脏在不停地跳动着，它不断地把含有养料和氧的血液泵入血管，再由血管送出以营养全身。而心脏自身也需要血液来营养，专门为心脏输送血液的血管就叫作"冠状动脉"。冠状动脉就像一顶桂冠，覆盖在心脏的表面。如果冠状动脉狭窄或阻塞，心脏的血液供应就会减少，而不能满足心脏的需要，就会引起心脏肌肉组织的缺血、缺氧，甚至坏死，这就是我们常说的冠心病。因此，冠心病就是冠状动脉病变而引起的心脏病。因为引起冠状动脉狭窄或阻塞最常见的原因就是冠状动脉粥样硬化，所以，通常意义上的冠心病就是冠状动脉粥样硬化性心脏病。我国的冠心病发病率虽比欧美国家要低得多，但近年来发病率逐渐增加。

男性人群中，年龄高于40岁者每增长10岁，其冠心病的发病率就上升1倍。女性平均发病年龄较男性晚10岁，绝经期后发病率与男性相似。男性高发年龄在50岁以后，而女性高发年龄在60岁以后。冠心病是西方工业化社会最常见的心脏病和最重要的致死病因。以美国为例，冠心病患者约600万人，占全国总人口的2.5%，每年约有50万人死于冠心病，约占人口总死亡率的25%，在各种死亡原因中排名第一。在我国，随着生活水平的提高和生活方式、饮食结构的改变，冠心病发病率呈逐年上升趋势。据卫生部1989年公布的资料，全国冠心病平均死亡率为0.2%～0.3%，即每年约24万人死于冠心病，其中，急性心肌梗死占24.94%，猝死占44.12%，其他类型冠心病占30.92%。冠心病已成为我国人口死亡的主要

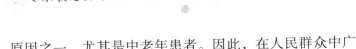

原因之一，尤其是中老年患者。因此，在人民群众中广泛宣传普及冠心病的知识，积极预防冠心病的发生，从根本上减少冠心病的发病率和死亡率至关重要。

冠状动脉病变会累及全身小动脉和引起微循环障碍，耳垂作为末端部位，是一种既无软骨又无韧带的纤维蜂窝状组织，易受缺血缺氧的影响，产生局部收缩，导致皱纹出现。中老年人如果发现耳垂处出现一条条连贯的、有明显皱褶的纹路，同时伴有胸闷、心悸、心前区疼痛等症状时，应警惕冠心病的可能性，及时去医院做检查。

❈ 12. 什么是高脂血症

高脂血症是指各种原因导致的血浆中胆固醇和/或甘油三酯水平升高的一类疾病。所有脂蛋白都含有脂质，因此只要脂蛋白过量（高脂蛋白血症），就会引起血脂水平升高（高脂血症）。高脂蛋白血症与高脂血症看上去是两个不同的概念，但是由于血脂在血液中是以脂蛋白的形式进行运转的，因此高脂蛋白血症实际上也可被认为是高脂血症，只是两种不同的提法而已。

血脂过高，可在血管壁上沉积，逐渐形成动脉粥样硬化斑块，"斑块"增多、增大可使血管管径变狭窄，堵塞血管或使血管内血栓形成致使血管破裂出血。这种情况可引起冠心病、心肌梗死、脑梗死、脑出血等。

高脂血症本身没有症状，但中老年人、绝经后妇女、长期吸烟酗酒者、高血压、肥胖、皮肤黄色瘤、冠心病、脑卒中、糖尿病、肾脏疾病、长期高糖饮食者，以及有高血脂家族史者，应尽早检查血脂，全面评价后再决定治疗措施。

长期调脂治疗可以减少冠心病、心绞痛、心肌梗死、脑卒中的发生率和死亡率，以及减少糖尿病患者的致残率和早死率。因为血脂增高是一个缓慢的过程，而血脂的调整及降低，消除血脂升高带来的不良影响也是一个需持续作用的过程。因此高脂血症患者应根据自身的情况，选择适合自身的调脂疗法。

✳ 13．什么是心力衰竭

心力衰竭简称心衰，是指由于心脏的收缩功能和或舒张功能发生障碍，不能将静脉回心血充分排出心脏，导致静脉系统血液淤积，动脉系统血液灌注不足，从而引起心脏循环障碍症候群，此种障碍症候群集中表现为肺淤血、腔静脉淤血。

急性心力衰竭是指急性发作或加重的心功能异常所致的心肌收缩力降低、心脏负荷加重，造成急性心排血量骤降、肺循环压力升高、周围循环阻力增加，引起肺循环充血而出现急性肺淤血、肺水肿并可伴组织、器官灌注不足和心源性休克的临床综合征，以左心衰竭最为常见。急性心衰可以在原有慢性心衰基础上急性加重或突然起病，发病前患者多数合并有器质性心血管病，可表现为收缩性心衰，也可以表现为舒张性心衰。急性心衰常危及生命，必须紧急抢救。

慢性心力衰竭是指持续存在的心力衰竭状态，可以稳定、恶化或失代偿。

心力衰竭的主要临床表现为呼吸困难、乏力和液体潴留（肺淤血和外周水肿）。急性心力衰竭早期的患者出现疲乏、运动耐力明显减低、心率每分钟增加15～20次，继而出现劳力性呼吸困难、夜间阵发性呼吸困难、高枕睡眠等。

大多数心力衰竭患者是由于运动耐力下降出现呼吸困难或乏力而就医，这些症状可在休息或运动时出现。同一患者可能存在多种疾病，因此，说清运动耐量下降的确切原因是困难的。患者可出现腹部或腿部水肿，并以此为首要或唯一症状而就医，运动耐量降低是逐渐发生的，可能未引起患者注意，除非仔细询问日常生活能力发生的变化。患者可能在检查其他疾病（如急性心肌梗死、心律失常、肺部或躯体血栓栓塞性疾病）时，发现心脏扩大或心功能不全表现。

✳ 14．什么是心律失常

心脏正常的激动起源于窦房结，激动通过结间束及心房肌使心房除极，再经房室结（结内传导缓慢）传到房室束、两侧束支、浦肯野纤维，最后到达心室肌使其除极。正常心律时，激动的传导按正常的顺序，不同心肌的传导各有其正常速度，其心率也有一定范围，一般为每分钟60～100次。凡不符合上述正常心电活动规律者均为心律失常，如激动起源异常、频率或节律发生改变、激动的传导异常等。心律失常可表现为心动过速、心动过缓和心律不齐，也可能为束支传导阻滞、预激综合征和不同程度的房室传导阻滞。

临床上，心律失常多见而又重要。冠心病、心肌病、风湿性心脏病、原发性高血压、各种先天性心脏病、脑血管疾病、药物中毒、电解质紊乱等都可引起心律失常。多数心律失常通过常规12导联心电图能够得到明确诊断，如心房扑动、心房颤动、房室传导阻滞、束支传导阻滞、预激综合征等。但5%～10%的心律失常通过体表心电图进行诊断与鉴别诊断十分困难，需要行电生理检查才能明确。

导致心律失常的原因较为复杂，常见于冠心病、风湿性心脏病、心肌病、高血压性心脏病、肺源性心脏病等，以及电解质紊乱、内分泌失调、麻醉、低温、胸腔和心脏手术、药物作用和中枢神经系统疾病等，还有部分原因不明。心律失常的临床表现多样，有的无任何自觉症状，只是心电检查异常；有些患者仅有轻度不适，如偶感心悸等；而有些病情较重，发作时患者有头昏、眼花、晕厥，甚至死亡。

心律失常是十分常见的，人的一生之中难免出现，许多疾病和药物都可引起和诱发心律失常。目前，心律失常的发病率尚无确切的统计。据有关资料对各种心律失常发病率进行比较表明，其中窦性心律不齐发病率最高，为25%～27%，窦性心动过速次之，为20%～22%，窦性心动过缓为13%～15%，室性期前收缩为14%～16%，房性期前收缩为5%～7%，心房颤动为11%～15%，房室传导阻滞为5%～7%，其他各种心律失常约5%～8%。

各种心律失常可单独出现，也可同时出现，其表现形式较为复杂。

❋ 15．什么是风湿性心脏病

风湿性心脏病是甲组乙型溶血性链球菌感染引起的变态反应的部分表现，属于自身免疫性疾病。心脏部位的病理变化主要发生在心脏瓣膜部位。二尖瓣为最常见受累部位。

由于心脏瓣膜的病变，心脏在运送血液的过程中出现问题，如瓣膜狭窄，使得血流阻力加大，为了射出足够的血液，心脏则更加费力地舒张和收缩，这样使心脏工作强度加大，效率降低，心脏易疲劳，久而久之造成心脏肥大。如二尖瓣狭窄到一定程度时由于左心房压力的增高，导致肺静脉和肺毛细血管压力增高，形成肺淤血。肺淤血后容易引起以下症状：①呼吸困难；②咳嗽；③咯血；④声音沙哑和吞咽困难。临床上常见心脏瓣膜病变如下：

（1）二尖瓣关闭不全：风湿性二尖瓣关闭不全患者，常仅有轻度症状，当有风湿活动、感染性心内膜炎或腱索断裂时症状加重，75%的二尖瓣关闭不全患者发生心房颤动，心房颤动可增加左心房的压力。左心室容量过大是引起二尖瓣关闭不全，患者心悸气短的另一重要原因。病变的后期可有肺水肿、咯血和右心衰竭。

（2）主动脉瓣狭窄：主动脉瓣狭窄患者在代偿期可无症状，瓣口重度狭窄的患者大多有倦怠、呼吸困难（劳力性或阵发性）、心绞痛、眩晕或晕厥，甚至突然死亡。①心绞痛：20%～60%的患者可发生心绞痛，且疼痛随着年龄和瓣口严重程度的增加而增加。心绞痛的出现表明主动脉瓣口狭窄已相当严重。心绞痛可发生于劳累后，也可发生在静息时，表明其与劳累和体力活动不一定有关。②眩晕或晕厥：约30%的患者有眩晕或晕厥发生，其持续时间可短至1分钟长达半小时以上。部分患者伴有阿-斯综合征或心律失常。眩晕或晕厥常发生于劳动后或身体向前弯曲时。有时在静息状态，突然体位改变或舌下含服硝酸甘油治疗心绞痛时诱发。③呼吸困难：劳力性呼吸困难往往是心功能不全的表现，常伴有疲乏无力与静脉压阵发性升高。随着心力衰竭的加重，可出现夜间阵发性呼吸困难、端坐呼吸、咳粉红色泡沫痰。④猝死：20%～50%的病例可发生猝死，多数病例猝死前可有反复心绞痛或晕厥发作，但亦可为首发症状。其发生的原因可能与严重的、致命的心律失常，如心室颤动等有关。⑤多汗和心悸：此类患者出汗特别多，由于心肌收缩增强和心律失常，患者常感到心悸，多汗常在心悸后出现，可能与自主神经功能紊乱，交感神经张力增高有关。

（3）三尖瓣狭窄：三尖瓣狭窄的临床表现可因同时存在的二尖瓣狭窄而不甚显著或与二尖瓣狭窄的症状混淆。患者较易疲乏，常诉右上腹不适或胀痛及周身水肿。颈静脉的明显搏动常使患者颈部有一种扑动性不适感。此外，由于胃肠道的淤血，患者常诉食欲不振、恶心、呕吐或嗳气等。少数患者还可发生晕厥、周期性发绀或胸骨后不适，可有呼吸困难。

（4）三尖瓣关闭不全：无肺动脉高压的三尖瓣关闭不全的症状相对较轻。肺动脉高压及三尖瓣关闭不全并存时，心输出量降低，右心衰竭症状明显。可表现为乏力、全身水肿、腹腔积液及肝淤血引起的右季肋区和右上腹胀痛。有颈部或腹部静脉搏动感，特别在体力劳动或情绪激动时更为明显。有时可有眼球搏动，部分患者可有轻度黄疸。许多三尖瓣关闭不全患者中，病情逐渐发展时，由并发存在的二尖瓣病变所引起的肺瘀血可减轻，但虚弱、乏力及其他心输出量下降症状却变得明显。

（5）联合瓣膜病变：联合瓣膜病变有以下几种组合形式：同一病因累及2个或2个以上瓣膜，最常见为风湿热引起的二尖瓣和主动脉瓣或其他瓣膜病变；其次为感染性心内膜炎可同时侵犯二尖瓣、主动脉瓣、三尖瓣或肺动脉瓣。

病变源于1个瓣膜，随着病情发展可影响或累及另一个瓣膜，导致相对性狭窄或关闭不全。如风湿性二尖瓣狭窄可引起肺动脉高压，肺动脉高压可使心室压力负荷过重，引起右心室扩大而导致三尖瓣关闭不全。2种或2种以上病因累及不同瓣膜，如风湿性二尖瓣病并发感染性主动脉瓣心内膜炎。联合瓣膜病变对心功能的影响是综合性的。多个瓣膜病变比单个瓣膜病预后更差。手术治疗效果往往较单纯性瓣膜病差。

❋16. 什么是风湿性心脏瓣膜病

风湿性心脏瓣膜病是指风湿性心脏病遗留下来的以心瓣膜病变为主的心脏

病，患风湿性心脏病后风湿活动仍可反复发作而加重心瓣膜损害。风湿性心脏瓣膜病患者一般先有风湿热病史，如风湿性咽喉炎、风湿性关节炎、风湿性心肌炎等。其致病微生物是A型溶血性链球菌。经济落后、生活水平低、卫生条件差的地区较易发病。

风湿性心脏瓣膜病的临床表现因不同的病种而有差别。最常见的症状是活动后心慌、气促、胸闷、反复咳嗽及头晕等。严重者有咯血、晕厥、心前区痛、浮肿、腹水等。晚期患者可因左、右心功能衰竭或心脏骤停而猝死。

风湿性心脏瓣膜病并发的心律失常中以心房颤动（房颤）较常见。近20年统计，发生心律失常者占全部风湿性心脏病的31%，几乎全部见于二尖瓣病变，其中以二尖瓣狭窄合并关闭不全较多见，约占39%，其余依次为单纯二尖瓣狭窄、二尖瓣联合瓣膜病变和二尖瓣关闭不全，分别约占27%、20%和14%，而主动脉瓣病变则无一例。按病变分析，以二尖瓣狭窄最多见，可高达75%；晚期严重二尖瓣关闭不全伴有明显左房增大者，亦常发生房颤。房颤发生与患者年龄、左房大小和病变轻重有关，年龄较大者，房颤较多见；左房壁心肌有中度以上纤维化者，约80%发生房颤，如左房壁心肌有广泛纤维化，100%发生房颤。房颤时，心排血量可下降20%～25%，约2.5%～4%的房颤患者可突然死亡。在二尖瓣病变中，其他心律失常有阵发性房性心动过速、心房扑动、房性期前收缩等。约10%的主动脉瓣狭窄病例可发生房室传导阻滞，包括完全性房室传导阻滞，或左束支传导阻滞。重度主动脉瓣关闭不全约1/4～1/3的病例可发生PR间期延长，室性期前收缩也不少见。风湿性心脏病晚期病例，特别是心肌有严重病变时，可发生室性阵发性心动过速。二尖瓣手术常可诱发心律失常，应注意预防。

❋17. 什么是感染性心内膜炎

感染性心内膜炎指因细菌、真菌和其他微生物（如病毒、立克次体、衣原体、螺旋体等）直接感染而产生心瓣膜或心室壁内膜的炎症，有别于由风湿热、类风湿、系统性红斑狼疮等所致的非感染性心内膜炎。

感染性心内膜炎常多发于原已有病的心脏，近年来发生于原无心脏病变者日益增多，尤其见于接受长时间经静脉治疗、静脉注射麻醉药成瘾、由药物或疾病引起免疫功能抑制的患者。人工瓣膜置换术后的感染性心内膜炎也有增多。

左侧心脏的心内膜炎主要累及主动脉瓣和二尖瓣，尤其多见于轻至中度关闭不全者。右侧心脏的心内膜炎较少见，主要累及三尖瓣。各种先天性心脏病中，动脉导管未闭、室间隔缺损、法洛四联症最常发生。在单个瓣膜病变中，二叶式主动脉瓣狭窄最易发生，瓣膜（主动脉瓣、二尖瓣）脱垂也易患本病。

急性感染性心内膜炎常因化脓性细菌侵入心内膜引起，多由毒力较强的病原体感染所致。金黄色葡萄球菌约占50%以上。亚急性感染性心内膜炎在抗生素应用于临床之前，80%为非溶血性链球菌引起，主要为草绿色链球菌的感染。近年来由于普遍地使用广谱抗生素，致病菌种已明显改变，几乎所有已知的致病微生物都可引起本病，同一病原体可产生急性病程，也可产生亚急性病程。且过去罕见的耐药微生物病例增加。草绿色链球菌发病率在下降，但仍占优势。金黄色葡萄球菌、肠球菌、表皮葡萄球菌、革兰阴性菌或真菌的比例明显增高。厌氧菌、放线菌、李斯特菌偶见。两种细菌的混合感染时有发现。真菌尤其多见于心脏手术和静脉注射麻醉药物成瘾者。长期应用抗生素、激素、免疫抑制剂、静脉导管输给高营养液等均可增加真菌感染的机会。其中以念珠菌属、曲霉菌属和组织胞浆菌较多见。

在心瓣膜病损、先天性心血管畸形或后天性动静脉瘘的病变处，存在着异常的血液压力阶差，引起血液强力喷射和涡流。血流的喷射冲击使心内膜的内皮受损、胶原暴露，形成血小板-纤维素血栓。涡流可使细菌沉淀于低压腔室的近端、血液异常流出处受损的心内膜上。正常人血流中虽时有少数细菌自口腔、鼻咽部、牙龈、检查操作或手术等伤口侵入机体引起菌血症，但大多为暂时的，很快被机体消除，临床意义不大。但反复的暂时性菌血症使机体产生循环抗体，尤其是凝集素，它可促使少量的病原体聚集成团，易黏附在血小板-纤维素血栓上而引起感染。

主动脉瓣关闭不全时常见的感染部位为主动脉瓣的左室面和二尖瓣腱索上；二尖瓣关闭不全时感染病灶在二尖瓣的心房面和左房内膜上；室间隔缺损则在右室间隔缺损处的内膜面和肺动脉瓣的心室面。然而当缺损面积大到左、右心室不存在压力阶差或合并有肺动脉高压使分流量减少时则不易发生本病。在充血性心力衰竭和心房颤动时，由于血液喷射力和涡流减弱，亦不易发生本病。

也有人认为本病发生是受体附着的作用。由于某些革兰阳性致病菌，如肠球菌、金黄色葡萄球菌、表皮球菌等，均有一种表面成分与心内膜细胞表面的受体起反应而引起内膜的炎症。

污染的人造瓣膜、缝合材料、器械和手是引起人造瓣膜心内膜炎的重要原因。病原体从感染的胸部创口、尿路和各种动静脉插管、气管切开、术后肺炎等进入体内形成菌血症。同时血液经过体外循环转流后吞噬作用被破坏，减弱了机体对病原体的清除能力也是原因之一。

✳ 18. 什么是心肌炎

心肌炎是指由各种病因引起的心肌肌层的局限性或弥漫性的炎性病变。炎性病变可累及心肌、间质、血管、心包或心内膜。其病因可以是各种感染、自身免疫反应及理化因素。病程可以是急性（3个月以内）、亚急性（3～6个月）和慢性（半年以上）的。在我国病毒性心肌炎较常见。临床表现通常与受损伤心肌的量有关。轻型心肌炎的临床表现较少，诊断较难，故病理诊断远比临床发病率高。

心肌炎可发生于各年龄的人群，以青壮年发病较多。对于感染性原因引起的心肌炎，常先有原发感染的表现，如病毒性者常有发热、咽痛、咳嗽、呕吐、腹泻、肌肉酸痛等，大多在病毒感染1～3周后出现心肌炎的症状。不论心肌炎的病因，心肌炎的临床症状与心肌损害的特点有关，如以心律失常为主要表现者可出现心悸、严重者可有黑蒙和晕厥；以心力衰竭为主要表现者可出现心力衰竭的各种症状如呼吸困难等；严重者发生心源性休克而出现休克的相关表现；若炎症累及心包膜及胸膜时，可出现胸闷、胸痛症状；有些患者亦可有类似心绞痛的表现。常见体征，窦性心动过速与体温不相平行，也可有窦性心动过缓及各种心律失常，心界扩大者占1/3～1/2，见于重症心肌炎，因心脏扩大可致二尖瓣或三尖瓣关闭不全，心尖部或胸骨左下缘收缩期杂音，心肌损害严重或心力衰竭者，可闻舒张期奔马律，第一心音减弱，合并心包炎者可闻心包摩擦音，轻者可完全无症状，可发生猝死。

✳ 19. 什么是克山病

克山病亦称地方性心肌病，于1935年在我国黑龙江省克山县发现，由此得名。据资料调查，1980年急型克山病已基本消失。

克山病的病因目前尚不清楚。克山病全部发生在低硒地带，患者头发和血液中的硒含量明显低于非病区居民，而口服亚硒酸钠可以预防克山病的发生，说明硒与克山病的发生有关。但鉴于病区虽然普遍低硒，而发病仅占居民的一小部分，且缺硒不能解释克山病的年度和季节多发，所以还应考虑克山病的发生除低硒外尚有多种其他因素参与的可能，如水土和营养因素、病毒感染等。

克山病的临床表现主要为急性和慢性心功能不全，心脏扩大，心律失常及脑、肺和肾等脏器的栓塞。

急型克山病可突然发病，也可在潜在型或慢型基础上急性发作。在北方急型多发生于冬季，常可因寒冷、过劳、感染、暴饮、暴食或分娩等诱因而发病。起病急骤。重症者可表现为心源性休克、急性肺水肿和严重心律失常。初始常感头晕、反复恶心呕吐，继而烦躁不安。严重者可在数小时或数天内死亡。体检见患者面色苍白，四肢厥冷，脉细弱，体温不升，血压降低，呼吸浅速。心脏一般轻度大，心音弱，尤以第一心音减弱为甚，可有舒张期奔马律和轻度收缩期吹风样杂音。心律失常常见，主要为室性期前收缩、阵发性心动过速和房室传导阻滞。急性心力衰竭时肺部出现啰音，此外肝肿大和下肢水肿亦常见。

亚急型克山病发病不如急型急骤。患者多为幼童。以春、夏季发病为多数。

亦可出现心源性休克或充血性心力衰竭。发病初期表现为精神萎靡、咳嗽、气急、食欲不振、面色灰暗和全身水肿。亦可有心脏扩大、奔马律和肝肿大。

慢型克山病起病缓慢，亦可由急型、亚急型或潜在型转化而来。临床表现主要为慢性充血性心力衰竭，主诉有心悸、气短，劳累后加重，并可有尿少、水肿和腹腔积液。体检示心脏向两侧明显扩大，心音低，可闻及轻中度收缩期杂音和舒张期奔马律，晚期可有右心衰竭的体征如颈静脉怒张、肝肿大和下肢水肿等。严重者可有胸腔积液、腹腔积液，心源性肝硬化等表现。心律失常常见，如室性期前收缩、心动过速、传导阻滞、心房颤动等。

潜在型克山病常无症状，可照常劳动或工作，而在普查中被发现，此属稳定的潜在型。由其他型转变而来者，可有心悸、气短、头昏、乏力等症状。心电图可有ST-T变化、QT间期延长和期前收缩。潜在型患者心脏虽受损，但心功能代偿良好，心脏不增大或轻度增大。

✳ 20. 什么是心包炎

心包炎是指心包因细菌、病毒、自身免疫、物理、化学等因素而发生急性炎性反应和渗液，以及心包粘连、增厚、缩窄、钙化等慢性病变。临床上主要有急性心包炎和慢性缩窄性心包炎。

急性心包炎由原发疾病引起，如结核可有午后潮热、盗汗。化脓性心包炎可有寒战、高热、大汗等。心包本身炎症可见胸骨后疼痛、呼吸困难、咳嗽、声音嘶哑、吞咽困难等。急性心包炎早期和心包积液吸收后期在心前区可听到心包摩擦音，可持续数小时至数天。心包积液量超过300毫升心尖搏动可消失。心排血量显著减少可发生休克。心脏舒张受限，使静脉压增高可产生颈静脉怒张、肝大、腹水、下肢水肿、奇脉等。

慢性缩窄性心包炎多数是结核性，其次是化脓性。急性心包炎后经过2～8个月可有明显心包缩窄征象。急性心包炎后一年内出现为急性缩窄性心包炎，一年以上为慢性缩窄性心包炎。主要表现有呼吸困难、心尖搏动减弱或消失、颈静脉怒张、肝大、大量腹水和下肢水肿、奇脉等。

✳ 21. 什么是梅毒性心血管病

梅毒性心血管病是由苍白密螺旋体引起、通过性器官传染的疾病。是三期梅毒的一种临床类型。螺旋体经血流侵入主动脉的滋养血管，在此引起慢性炎症，造成滋养血管狭窄或阻塞。患处的主动脉壁由于长期缺血，中层的肌纤维、弹力纤维逐渐坏死，继而形成瘢痕。此种病理改变称为梅毒性主动脉炎。病变在升主动脉最为显著，虽亦可波及颈动脉及腹主动脉，但病变多较轻微。约20%～90%的病例可累及主动脉环，使瓣环扩大，瓣膜交界处分离，造成主动脉瓣关闭不全。约25%～35%的病例病变延及冠状动脉口，致使冠状动脉口变窄。约4%～40%的病例由于主动脉中层的肌肉和弹性组织大量坏死，主动脉壁失去弹性，致使局部膨出而形成主动脉瘤。梅毒病变侵及心肌形成树胶样肿或心肌炎者非常少见。过去本症是一种常见的心血管病，但目前很少见。

由于梅毒性心脏病变进展非常缓慢，通常在感染后10～25年才出现心血管的症状及体征，故发病年龄多为35～55岁。男性较多。患梅毒的孕妇可经胎盘感染胎儿，但患儿生后多早年夭折，发展成梅毒性心脏病者极为罕见。

梅毒性心脏病根据病变主要损及的部位不同可分为下列类型：①梅毒性主动脉炎。患者多无症状，部分患者可有胸骨后不适或钝痛。体检时可见心界上方浊音界增宽，主动脉瓣区第二心音增强，可有轻度收缩期杂音。X射线检查可见升主动脉增宽。此型与动脉粥状硬化较难区别。②梅毒性主动脉瓣关闭不全。此型在梅毒性心脏病中约占90%，早期可无症状，以后可引起心绞痛，病情进展多较快，晚期多有心力衰竭。患者心界向左下扩大。胸骨右缘第2肋间或胸骨左缘第3、4肋间有收缩期及舒张期吹风样杂音。舒张期杂音较响，向心尖及腋部传导。约有5%患者在心尖部可听到舒张期隆隆样杂音，这是由经主动脉瓣返流的血液限制了二尖瓣开放所致。如返流量较大，则脉压增大并出现毛细血管搏动、水冲脉及枪击音等体征。X射线检查可见升主动脉增宽，心腰凹陷，左室增大。对本型的治疗应注意防治心力衰竭及感染性心内膜炎。也可做人工瓣膜置换术，但效果多不甚理想。已发生心力衰竭的患者预后较差，多在2～3年内死亡。③梅毒性冠状动脉口狭窄。患者常有明显的心绞痛。由于病变进展缓慢，有利于侧支循环形成，故发生心肌梗死者极少见。常用的抗心绞痛药物对本型患者效果多不满意，严重病例可手术治疗。本型预后不良，多在短期内死亡。④梅毒性动脉瘤。症状及体征取决于瘤体的位置、大小及压迫的周围器官。发生升主动脉瘤时，胸骨上部及右侧第1、第2肋间隆起，并有收缩期杂音，若压迫上腔静脉则出现面部及上肢水肿，颈部及胸壁静脉曲张。主动脉弓动脉瘤可压迫气管、食管、左支气管及副交感神经而出现呼吸困难、吞咽困难及声音嘶哑等症状。本型预后不良，可因为壁破裂而猝死。本病的治疗为切除主动脉瘤，移植同种动脉或人造血管。若瘤体巨大难以切除则可用塑料包裹动脉瘤，以防止破裂。

✳ 22. 什么是心脏神经官能症

心脏神经官能症是神经官能症的一种特殊类型，以心血管系统功能失常为主要表现，可兼有神经官能症的其他表现。心脏神经官能症是由于焦虑、紧张、情绪激动、精神创伤等因素的作用，中枢的兴奋和抑制过程发生障碍，受自主神经调节的心血管系统也随着发生紊乱，引起了一系列交感神经张力过高的症状。此外，过度劳累、体力活动过少、循环系统缺乏适当锻炼，以致稍有活动或少许劳累即不能适应，因而产生过度的心血管反应而致本病。

心脏神经官能症是在青壮年女性中多见，出现心血管系统的症状多种多样，时轻时重但多不严重，一般无器质性心脏病证据，但可与器质性心脏病同时存在或在后者的基础上发生。病史应详细询问有无焦虑、情绪激动、精神创伤或过度劳累等诱因，是否曾被诊断为"心脏病"，心慌、气短或心前区不适等感觉与活动、劳累和心情的相关关系，睡眠状况如何等。

二、防治心血管病从起居养生做起

✱ 23. 心血管的"天敌"有哪些

与心脏等其他器官一样，心血管也有不少"天敌"，列在黑名单上的有高脂血症、高血压病、糖尿病、肥胖症、吸烟和精神紧张。

（1）高血压：特别是无症状或没有控制好的高血压，是引发诸多血管病的导火线。以脑血管为例，高血压病患者发生脑梗死或脑卒中的概率是正常人的4～7倍。因此，40岁以上的中年人每隔半年测1次血压，如果血压增高，应及时服药控制，并注意低盐饮食及适当锻炼。

（2）糖尿病：高血糖不仅累及微血管，也能导致大血管病变，其危害不在高血压之下，其患者脑卒中的发生率比正常人高2～3倍。因此，定期查验血糖也是保护血管的有效一招。

（3）高血脂：无论是高胆固醇、高甘油三酯或高低密度脂蛋白，都会增加脑卒中的发病危险，予以调节也是大有必要的。

（4）吸烟：就血管而言，烟草中以尼古丁为代表的多种有毒物质可刺激身体自主神经，使血管痉挛、小动脉变细、血液中含氧量减少，损害动脉管壁，导致血压升高、脑血管舒缩功能障碍及加速动脉硬化等。故要血管年轻，远离香烟势在必行。

（5）肥胖：肥胖易与糖尿病、高脂血症、高血压病等结缘，从而使血管老化大大提速。因此，无论男女不要将减肥只定位在求美的层次上，而应从血管健康的高度来认识，并付诸实践。

（6）精神压力：绝对不可忽视精神状态的影响力。常言道"笑一笑，十年少"，这个"少"也包括血管。精神压力可引起血管内膜收缩，加速血管老化，故保持良好心态亦有利于延缓血管衰老。英国的调查显示：那些认为上司不认可自己的工作成绩或感到自己没有决策权的员工，比一般员工更有可能患上心脏病。这种压力会使员工患上心脏病的风险增加23%。对策：学会减压，如运动、唱歌、朗读、做深呼吸、听笑话或音乐等，及时缓解紧张情绪，放松身心。

（7）低气温：比利时研究人员调查了平均年龄为63岁的心脏病患者1.6万名，结果显示，气温每下降10℃，心脏病发病风险上升7%。气温下降之所以会引起心脏病发作风险骤增，乃是因为皮肤的冷感受器受到刺激，交感神经系统引发儿茶酚胺水平（与心脏病有密切联系）升高。同时，寒冷状态下，血小板聚集，血液浓度也随之增加，容易导致血管中血栓和血块的形成。对策：心脏病患者务必做好保暖事宜。

（8）抑郁。心态与心脏健康关系密切，患有抑郁症的女性患上心脏病的可能性是那些没有抑郁症女性的2倍。心脏病患者如果患有抑郁症，再次发作的可能性也要高于未患有抑郁症的患者。治疗抑郁症有助于降低心脏病发作风险，并可改善心脏病患者的生活质量。为此，美国心脏协会提议，将抑郁症正式列为心脏病，尤其是急性冠脉综合征的重要危险因素。对策：积极防治抑郁症。

（9）滥用抗生素。来自国外的研究显示，某些广谱抗生素与心脏病死亡风险之间存在某种关联，对于有心脏病的人更是如此，阿奇霉素堪称代表。美国食品药品监督管理局敲响警钟：阿奇霉素可能引发心脏电活动异常变化，或导致潜在致命的心律不齐，血钾水平过低患者，以及正在服用抗心律失常药的患者，出现上述风险的概率尤高。瑞典研究人员分析了上百万名接受抗生素治疗的中青年患者发现，使用阿奇霉素超过5天的患者，死于心脏问题的概率将会提升3倍；另外，接受青霉素治疗的患者死于心脏病的概率也有相似程度的提高。究其奥秘，可能是抗生素能改变心脏的电活动。对策：别滥用抗生素，尤其是心脏病患者，要在医生的指导下选用。

（10）呼吸道感染。感染会引起人体内的炎症反应，进而导致心脏病或脑卒中发作。美国新近一项研究显示，被诊断患有流感或其他呼吸道感染性疾病后的3天内，患者心脏病发作的可能性会比健康人高出5倍。对策：注射流感疫苗、肺炎疫苗，防止呼吸道感染，老人及儿童尤应重视。

（11）交通堵塞。德国研究人员调查了1500名心脏病发作的幸存者，发现陷于交通堵塞1小时后心脏病发作的风险增加3倍，女性、老年男性、失业者及有心绞痛病史者最易受到影响。对策：出门前收听和查阅空气质量报告；在高速公路上行驶时关闭车窗；搭乘公交车时，避免坐在靠汽车排气口的位置，以减少暴露于汽车尾气污染的机会；一旦遇上交通拥堵，不要开窗透气，使用车内循环系统为宜。

（12）化学物质。如三氯生（存在于抗菌皂、牙膏中）、双酚A（罐装食品中较多）、全氟辛酸（藏匿于不粘锅中）等。三氯生与甲状腺疾病有关，并有利于难以杀灭的耐药细菌滋生，进而损害心脏与肌肉组织。双酚A是一种强效的激素干扰物，除与乳腺癌、情绪障碍、肥胖症和不育症有关外，还会增加心脏病发作风险，即使是小剂量的双酚A（通常接触量）也会导致危险的心律失常。全氟辛酸则与不孕症、高胆固醇、多动症、心脏病有某种程度的关联，不论年龄、体重或是否患有糖尿病及其他疾病，血液中全氟辛酸含量最高的人，患上心血管疾病的可能性是血液中全氟辛酸最低的人的2倍。对策：尽量避免使用含有"抗菌、抗微生物、杀灭病菌、无异味、气味杀灭"等宣传字样的产品，改用普通肥皂和清水洗手，购买护理用品要仔细查看成分表，确保没有三氯生。限制罐装食品的摄入量，多吃新鲜食品或冷冻食品，减少与超市小票、收据（小票和收据的涂层中含有双酚A，很容易被皮肤吸收）的接触概率，用玻璃或不锈钢材质食品和饮料容器代替塑料制品，尤其不要在微波炉或洗碗机里加热塑料容器，因为高温会加速双酚A的析出。远离宣称能够"抗污"的织物、家具和地毯，少吃快餐（快餐的包装容器中含有全氟辛酸），用无涂层的不锈钢、铸铁或玻璃材质的烹饪用具替换不粘锅、平底锅和烤盘。

（13）闹市骑车。比利时研究人员发现，无论开车、骑车或步行上班，只要经过车辆密集的路段，都会增加心脏病发作危险，主要原因是尾气污染。骑车上班者危险最大，因为吸入的尾气最多，且要耗费一定体力踩踏自行车，容易引发心脏供血不足。对策：心血管病高危人群在交通拥挤的高峰期不要选择骑车出行，特别是患有慢性支气管炎的中老年人，更要避开交通高峰时段出行。

（14）PM2.5。雾霾天气不仅影响呼吸道，且更"伤心"。哈佛大学公共卫生学院证明，雾霾中的颗粒污染物可诱发心肌缺血或损伤，甚至引发心肌梗死。研究资料显示，每立方米空气中增加10微克PM2.5，心脏病患者的病死率可提高10%～27%。对策：雾霾天，年老体弱和患有心血管疾病的人应减少户外活动的时间，外出戴上口罩，回家后立即清洗面部及裸露的肌肤。

（15）跷二郎腿。研究表明，跷二郎腿的坐姿容易导致血管收缩压和舒张压分别上升7%和2%，对心脏形成威胁，并可增加髋关节的压力，压迫腿部静脉，增加血栓形成的危险。对策：跷二郎腿别超过10～15分钟，每坐半小时左右起身走动片刻。

✳ 24. 心血管病患者如何家庭调养

心血管内科疾病多为慢性病，病程长，且诸多因素可诱发或加重病情，有些甚至是致命的，因此，了解心血管疾病有关知识对患者的健康非常重要。

（1）工作与生活安排：急重症好转出院后，根据年龄、体力、疾病具体情况妥善安排体育运动及日常生活，避免过度脑力紧张及体力活动，保证足够睡眠休息时间，劳逸结合，有利于调节神经功能和血液循环，提高运动耐量，肥胖者可减轻体重。但心绞痛、急性心肌梗死、重症高血压、心律失常等未控制者应限制活动。

（2）血压监测：心血管病血压监测十分重要，尤其是高血压病患者更应重视，至少每周测量一次。要注意血压的昼夜及生理性变化规律，不同肢体测量值有差别，一般以右上臂为准，测量前应消除精神紧张，休息10~15分钟后测量。尽量定时定人测量，学会正确的测量方法及测量结果的判断，并做好血压及相应病情变化记录。

（3）戒烟、酒：嗜烟、酗酒是常见不良嗜好，它与高血压、冠心病、心律失常、心力衰竭等疾病，尤其与猝死性冠心病密切相关。戒除后发病危险性明显减小，是一种有效的预防措施。

（4）心理保健：心血管疾病多为慢性疾患，病程较长，可出现多种并发症，对生活质量有不同程度的影响。要正确认识疾病，树立乐观主义人生观，切忌焦躁、紧张、悲观，增强与疾病做斗争的决心与信心。

（5）坚持按医嘱服药：大多心血管病如冠心病、高血压、心力衰竭等，需长期坚持服药，出院后治疗是疾病整个治疗方案的一个重要部分，患者绝大部分治疗都是在出院后进行的，特别是高血压病患者，血压控制正常后，仍要坚持用药治疗，突然停药会导致停药综合征，可使病情恶化，是十分危险的。注意药物名称、种类、用法、不良反应、药品产地。治疗心血管疾病的药物发展很快，治疗观念不断更新，某些传统的药物，由于副作用多、疗效不可靠，有的甚至加重病情，逐渐被一系列新型药物所取代。如冠心病患者慎用潘生丁，心肌梗死患者慎用硝苯地平，高血压病患者不要再服用复方降压片（或复方罗布麻）等。这些药物已被疗效好、不良反应少的新型药物所替代。另外，更值得注意的是，千万不要服用质量不可靠的药物，尽量到正规药店和正规医院等信誉较高的医疗单位购药。

（6）定期复诊：心血管系统疾病的定期复诊非常重要，医生将依据您的病情对用药的剂量和种类给予相应的调整。由于心血管内科疾病用药比较复杂，因此，最好到具有心血管内科门诊的医院复诊。如突然胸闷、胸痛、头痛、头晕、心悸等发作，应及时到医院就诊。

✳ 25. 心血管病患者如何日常保健

（1）注意日常饮食：高热量高脂肪的食物会使营养过剩，在体内大量积存变成脂肪，这是产生心血管疾病的主要原因之一。因此，平时的饮食要特别注意，不要暴饮暴食，少吃高脂肪食物，多吃新鲜水果、蔬菜和鱼。

（2）保持乐观情绪：紧张繁忙的工作，常常给一些人加重心理负担，导致心脏疾病的产生。因此，要注意劳逸结合，尤其要注意保持乐观的情绪，要学会找乐子，在工作之余适当参加一些游艺活动，缓解精神压力，减轻心脏的负担。

（3）控制情绪：人的情绪过于激动，如大怒大喜，都会使心跳加快，血压升高，因而要控制情绪。

（4）参加体育活动：体育活动不仅能增强身体的抗病能力，而且能消耗体内过剩的热量，避免脂肪的积存。比如慢跑、骑车、游泳、滑雪这些运动项目，对心脏健康十分有利。运动会使心肌梗死的发病率减少72%，甚至吸烟的人如果经常参加体育活动，也比经常坐着的吸烟者梗死发病率减少40%。

（5）坚持适当午休：有的人午饭后，常常用打扑克、下象棋代替午休，殊不知这样反而会增加心脏的负担。如果每日中午能睡10～30分钟，不仅能够集中精神，振奋情绪，增强记忆力，而且能够调节心脏的工作，减轻心脏的压力。

（6）保持半卧睡姿：人体半卧时，腹腔内器官对膈肌的压力下降，减少下肢、腹部的血液回流，使血液流入心脏的压力减轻。在心慌、气急时采用这种方法，2分钟后便可缓解。

（7）常喝红葡萄酒：过量地饮用白酒，对身体危害很大，但是，如果每日能够饮一两杯（50～100毫升）红葡萄酒，对心脏却很有好处。红葡萄酒中所含的槲皮素、儿茶酚等化学成分能够阻碍动脉疾病的发展，使心肌梗死的危险减少60%。

（8）远离香烟：香烟中所含的尼古丁，不仅会导致癌症的发生，还会导致血管硬化。因此，要想有一颗健康的心脏，最好是远离香烟。

（9）避免噪声的干扰：噪声是仅次于吸烟而危害心脏的二号杀手，在工作、生活的环境中，如果噪声严重，就会危害身体健康，特别对心脏影响严重。据科学研究表明，在没有噪声的工作岗位上，心肌梗死的发病率少16%。为了你的心脏健康，应该避免噪声的干扰。

（10）吃糖切忌多：糖是人体热量的主要来源。糖在分解时可为人体提供热量并分解成水和二氧化碳。但在分解之前，部分的糖转化为脂肪，并以脂肪的形式存在于人体内。所以，吃的糖多，转化为脂肪的也多，会造成大量的脂肪堆积，促使人体发胖和体重增加。这时，血清中胆固醇和甘油三酯的含量必然增高，会加速动脉粥样硬化的发生与发展。所以，吃糖切忌多。少吃含糖多的食品，对预防动脉粥样硬化、糖尿病和冠心病有重要意义。

（11）少吃盐：吃盐太多，可增加循环系统的血容量，从而加重心脏负担。

（12）缓进饮料：一次喝大量的水、茶、汤、果汁、汽水时，会迅速增加血容量，加重心脏负担。

（13）戒刺激物：辣椒、生姜、胡椒、烟、酒、浓茶及咖啡，都会使神经兴奋，刺激心脏，应尽量避免食用。

✳ 26. 如何睡觉才能保护心血管健康

在人的一生中，几乎有1/3的时间是在睡眠中度过的。而睡眠过程，很有可能是一些人的危险时段。研究表明，人的血压在凌晨3时左右最低，晚9时左右最高；心肌梗死容易发生在清晨。所以，对于心血管病患者而言，睡眠习惯、睡眠方式对自身健康尤为重要。

研究表明，睡眠障碍是心血管疾病的独立因素。也就是说它没有年龄、地域及性别等因素的限制，只要有睡眠障碍，就有发生心血管疾病的危险。美国一项研究发现，每日睡眠（包括午休）5小时或少于5小时的人要比每日睡眠7小时的人更容易患心血管疾病，前者的患病概率要比后者高两倍以上。

一天睡眠时间应不少于7～8小时。冠心病患者宜采用头高脚低右侧卧位，使心脏不受压迫，同时全身肌肉松弛，呼吸通畅，能确保全身在睡眠状态下所需氧气的供给，有利于大脑得到充分休息。脑卒中后遗症者，尤其是有肢体偏瘫的患者应该遵医嘱，根据自身情况采用特殊卧姿，保证患肢的血液循环和功能位，才能有助于肢体的康复。

中午睡觉的时候很多人都喜欢随便趴桌子上睡一觉，大脑是得到放松了，但是这样的睡眠姿势却是最不健康的。养生专家研究发现趴桌子上睡觉的时候头部过度前倾或后仰，会压迫颈动脉，导致大脑缺血缺氧，出现头痛、头晕等症状。如果本身就有颈动脉狭窄或心脏供血不足，这种姿势无疑雪上加霜。此外，趴着睡还会使胸部受压，直接影响呼吸，加重心脏负荷。

无论在家里还是在单位，都不要随随便便就趴桌子上睡觉，最好是找一张床躺下来。实在不能平躺的话，也要在脑后或胸前垫一个柔软的靠垫或枕头作为缓冲，而不要把头直接耷拉在椅背上或枕在胳膊上。心脏不好、血压高的人尤其要注意，最好把床倾斜10°～15°，采用头高脚低的右侧卧位躺下休息，这种姿势能减少回心血量，减轻心脏负荷，有利于心脏休息。

清晨是心血管病多发时刻。因此，早晨醒来仰卧5～10分钟，进行心前区和头部的按摩，深呼吸，打哈欠，伸懒腰，活动四肢。起床后及时喝一杯凉开水，加速血液循环，可最大限度防止心血管病的发生。

27. 冷热水交替洗手能让心血管更年轻吗

用冷热水交替洗手是一种保健方法，特别是对老年人，好处更大。国外有一种叫作“双温暖浴”的健身法，就是要求人们先在热水池中清洗，待全身充分感到温暖后，迅速跳入一个冷水池，2～3分钟后再跳入热水池中。这样几经反复，就会感到疲劳尽退，精神振奋，全身舒畅。这主要是因为冷热水的交替刺激能够起到调节、改善神经系统的兴奋性，促进新陈代谢，帮助代谢废物排出的作用。尤其是不同的外部温度，可以让血管经历扩张、收缩的交替变化，并带动全身的一系列变化，仿佛是"血管也在做健身操"一样。

冷热水交替洗手的原理与此相近。老年人的身体状况并不允许他们进行强烈的刺激，否则很可能导致心、脑血管意外。所以改全身浴为单独洗手，尽管效果相对较差，但长期坚持，也会起到相似作用。

冷热水交替洗手时水温要适宜，可根据习惯和身体情况而定。原则是不可太热或太凉。温度最好保持在40℃左右，冷热差异不要超过20℃。洗手时少用肥皂，因为老年人皮脂腺萎缩，如用碱性大的肥皂，会使皮肤更干燥，从而降低了皮肤的保护作用。手部皮肤有病时不要洗。

用冷热水交替洗手是一种很缓和的锻炼血管的方法，故要想达到锻炼全身血管的目的，一定要持之以恒，不可半途而废。

✳ 28. 心血管病患者为什么要远离烟酒

烟丝中含有许多有害成分。最有害的是烟碱，就是人们通常称的尼古丁，尼古丁不仅刺激心脏，使心率增快，引起血管收缩、血压升高，还会促使胆固醇、钙盐等物质沉积到血管壁，并可能引起糖和脂肪代谢异常，加速动脉粥样硬化。虽然尼古丁仅使血压一过性升高，但它会降低服药的顺应性和增加降压药物的剂量。长期吸烟的高血压患者由于众多危险因素的累积，容易发生冠心病和脑卒中，吸烟者发生脑卒中的风险较不吸烟者高出2~3倍。短期内过量吸烟引发急性心肌梗死而死亡，亦屡见报道。所以，吸烟对高血压、心血管病有百害而无一利，高血压患者应当戒烟。对于一名吸烟嗜好者来说，戒烟并不那么容易，而且往往还有反复，现在有很多戒烟的方法，其实戒烟没有良药，没有捷径，关键是为了健康痛下决心，"坚决不抽"就是最好的戒烟方法。

酒是导致许多疾病的危险因素，经常饮酒超过一定限度会引起血压升高，饮酒量和血压之间存在着剂量-反应关系，长期大量饮酒者高血压患病率和平均压均超过不饮酒者，调查发现：饮酒组高血压患病率为17.49%，不饮酒组高血压患病率为12.87%，两组之间有显著差异，进一步分为不饮酒、少量饮酒、中度饮酒和高度饮酒组，高血压患病率随饮酒量增加而递增。有人认为，少量饮酒可升高高密度脂蛋白胆固醇水平，降低冠心病发病的危险。但过量饮酒却引起脑卒中、肝硬化、癌症的死亡率增加，况且饮酒容易成瘾，饮酒量难以控制，因此还是宜限制饮酒。酒精摄入量每日不超过25克，相当于白酒60毫升、葡萄酒240毫升、啤酒720毫升。高血压患者最好戒酒，特别不要饮烈性酒。

✳ 29. 防心绞痛夜间发作睡前应注意什么

冠心病患者有时易在夜间发作心绞痛，这是因为夜间睡眠时，支配心跳变慢的迷走神经兴奋，心率变慢，血流迟缓，冠状动脉供血减少；加之睡眠中可能做噩梦，使精神紧张，心率突然加速，心肌耗氧量增加；睡眠时静脉血回流增多，导致心脏负荷加重；夜间不饮水，使血液更加黏稠等。为了预防心绞痛夜间发作，应注意以下八点：

（1）睡前避免看有刺激性或凶险情节的小说或电视，以减少做噩梦的概率。

（2）晚餐不要吃得过晚过饱，特别是不要吃后就睡。因为晚餐过晚过饱或吃后就睡，血液集中在消化道，使其他部位（特别是冠状动脉）的血液相对减少。

（3）睡前最好喝一杯热牛奶，这样不仅能补充晚餐的营养不足，还可稀释血液黏稠度。

（4）睡前可做半小时的轻松锻炼，如散步、做操等，使身体稍感疲劳，能促进睡眠。

（5）睡眠时最好头部略高于脚部，以减少静脉血回流量，减轻心脏负担。

（6）睡前莫忘服2片（每片50毫克）肠溶阿司匹林。

（7）即使在寒冷的冬季，夜间睡眠时也不要将窗户完全关死，要留一些缝隙，使卧室内空气流通，保证心脏有充足的氧气供应。

（8）实在睡不着时，可起床活动一下，千万不要烦躁。烦躁生气会使心率加快，诱发心绞痛。

30. 日常生活中如何注意心脏的呼救信号

心脏藏在胸腔深部，人们看不见摸不着，当它有病时，总会及时发出呼救信号，而表现为各种症状。人们只要注意有关异常表现，结合有关检查，就能准确无误地对心脏情况作出判断。

各年龄组的人，尤其是青壮年，在患感冒或腹泻后，出现明显的全身乏力，行走时心慌气促，平静时脉搏每分钟超过100次或少于60次，或快慢不匀，可能是发生了病毒性心肌炎。

当人入睡后，突然因胸闷、气急惊醒，接着频繁咳嗽，气急加剧，并咯出泡沫或粉红色泡沫样痰，这大多是患有风湿性心脏病或高血压性心脏病。

中老年人，在过度劳累、过量饮酒、情绪激动后突然出现心前区发闷、压榨痛等症状，多为患了冠心病。如反复发作持续时间较长，经用硝酸甘油、救心丸，心绞痛不能缓解，则可能是发生心肌梗死。

患有慢性支气管炎、高血压、贫血等慢性病的人，一旦出现下肢浮肿并逐步上行，伴有心慌、气促、行动困难，很可能已经累及心脏发生了慢性心功能不全。

上述种种异常表现，常是心脏向人发出的"呼救信号"，此时应及时去医院检查和治疗。

31. 为什么心血管病患者要慎入浴

由于心血管病患者，特别是高龄患者，其自身的血压调节功能大幅衰退，无法适应入浴前、入浴中和入浴后的温差变化而导致的血压升降。血压的突升突降便是突然发病并致死的主要原因。

因此，患有心血管病的中老年人，最好以淋浴洁身。如果要到浴缸中浸泡，应把水温调低一些。而且，浸泡时间不宜太长。为预防患者发生入浴猝死，在入浴时应带上速效救心丸、硝酸甘油之类的急救药，以便及时抢救。家人有必要在浴室中安装警铃按钮，使他们初感不适时就能求救。不过，在家人全程监护下入浴，更为妥帖。

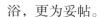 **32. 心肌梗死后能过正常性生活吗**

患过心肌梗死后，由于部分心肌坏死，心功能有所下降，在以后的生活中如何能适度地、有把握地控制一些日常生活中的行为，对防止心肌梗死的复发是很重要的。那么如何对待性生活呢？性生活是一全身的兴奋过程，可使心率、呼吸加快，血压升高，肌肉紧张，体力消耗，耗氧量增加，对患有心肌梗死、心功能不全的患者来说，是极为不利的。有人研究发现，心肌梗死后进行性生活时，心率峰值平均107～118次/分，约20%有严重的心律失常或ST段有明显偏移。这些改变系由于精神兴奋，神经体液因素影响梗死后心肌耗氧和电稳定性的结果。事实上，在性生活过程中，突然发生心肌梗死、脑血管意外甚至猝死的大有人在。因此，心肌梗死后，尤其是大面积心肌梗死伴有心功能不全的患者应节制性欲。但是节制性欲并不意味着绝对不能有夫妻性生活，而是要有节制，要在有充分准备的基础上缓缓进行。患者如出现头晕、心悸、精神恍惚等症状时，应立即停止性生活。有人主张，对有冠心病心绞痛的患者，可在性生活前10分钟，含服硝酸甘油片以预防心绞痛发作。还有人提出，在心肌梗死发生1～2个月后，或者出院前能登上一层楼，或者能完成单倍量二级梯运动试验，其心功能才适于进行性生活。我们认为，如有以下情况时应禁止性生活：①近半年内发生的心肌梗死者；②近日来心绞痛频发者；③性交中或性交后感心慌、气短、咳嗽者；④常感心前区不适、心慌、憋气者；⑤在过饱、烦恼、焦虑、疲劳时；⑥在过冷、过热及陌生的环境里。

33. 心肌梗死患者出院回家后要注意什么

（1）认真继续治疗原发病，即针对动脉硬化、高血脂、高血压等进行治疗。谨遵医嘱，合理用药，重点是合理应用降血脂和保护血管的药物，可中西药结合。高血压者要坚持将血压降至正常范围，同时防止血压波动过大。

（2）注意避免能诱发心肌梗死的因素。如过度劳累、长期高度精神紧张或情绪不佳、饱食、酗酒、大量吸烟及受寒等。

（3）定期复查。重点是查心电图、血压、血脂、血黏稠度等，至少每半年测1次。若出现持续较长时间的剧烈胸痛、胸闷、血压骤降、面色苍白、出冷汗，应立即就医。

（4）讲究心理卫生，注意调节情绪。勿怒、勿忧，防过喜、过悲。凡事要处之泰然，保持怡然恬静心理。可做心理保健操，如静坐调息，意守丹田等。学会排除不良情绪的干扰，轻松愉快的情绪有助于血压的稳定，对防止心肌梗死复发有重要意义。

（5）注意休息，适当活动。急性心肌梗死后，要建立合理的生活制度，按时起居，保证有充足的休息和睡眠，不宜过多地会客、逛街或探亲访友，以免过劳。但应适当运动，活动量大小因人而异，根据患者的年龄、体力、病情及心功能而定。散步是简便易行的运动方式，可早晚各1次，逐步增加距离和强度。还有广播体操、太极拳、游泳等均可采用。运动应循序渐进，不可操之过急。如果活动或运动后，出现心悸、气促、胸痛、心率过快或心律不齐，可能是运动量过大，必须到医院检查，寻找原因，调整运动量。

（6）节制饮食，勿吃过饱。饮食既要保证必需的营养，又要限制高脂肪饮食摄入，控制体重。饮食以清淡为宜，不要过咸或过甜，多吃蔬菜、水果和含纤维素较多的食物。饮食要定时定量，每餐吃七八分饱为度，并要力戒烟酒。

（7）注意防寒，避免受冷。寒冷的刺激可引起血管收缩，导致心肌缺血缺氧；寒冷还可使血中的纤维蛋白原含量增加，血液黏稠度增高。因此，冠心病患者在秋冬季节，要随气候变化增减衣服，避免受凉或逆风走路，夜晚不要外出上厕所。

✽34. 冠心病患者饮水为什么不能少

水，是自然界一切生物生命过程中所必需的物质之一，它是构成细胞和组织的重要成分，人类亦不例外。在正常情况下，人体内所含的水分约占体重的

80%，每个成年人一昼夜需进水约2500～3000毫升，才能维持机体各部分的正常生理机能，从而保证正常的生理活动。

冠心病患者大多为中老年人，而中老年人在生理上的一个重要变化，就是体内固有的水分随着年龄的增长而逐渐减少，出现生理性失水现象。同时，机体各部分逐渐退化，抵抗力亦下降。因此，有些中老年人，皮肤显得干燥，皱纹出现得早而明显，而且容易生病，故应注意经常饮水，补充人体的消耗量，以有利于延缓机体各部件的退化。通过饮水-排尿这个"内洗涤"过程的作用，可将体内各种代谢废物排出体外，这是保持健康的重要措施之一，也是冠心病患者预防感冒及其他各种并发症的重要手段。

饮水还有助于排便。便秘往往是冠心病患者的大敌，因为便秘时，排便必然要用力而增加心脏负担，加之用力后腹压增加而使膈肌上移，又可压迫心脏。在临床上，可以看到许多患者由于用力排便，造成心绞痛发作，甚至心肌梗死而死亡。所以，经常饮水，肠道内含有足够的水分，使粪便柔软而容易排出，是冠心病患者必须注意的事项。

饮水还能保持充足的血容量，降低血液黏稠度，避免因血液浓缩，血小板等物质聚集而造成的血栓形成，从而预防心肌梗死的发生。饮水还可调节体内钠的代谢，使尿液中的钠增多，有利于降低血压。

冠心病患者每晚不妨喝上2杯水，便能起到抑制血小板聚积，降低血黏稠度，增加血液流速，溶解血栓等作用。临睡前半小时喝上第1杯凉开水。血栓性心肌梗死多发于午夜2时左右，患者应在深夜醒来时喝第1杯水。第2杯水应在清晨醒来后喝，这一杯水至关重要。早晨患者血小板活性增加，血栓易形成；加之患者睡了一夜，排尿与皮肤蒸发及口鼻呼吸均会失去不少水分，此时血黏稠度明显增高，血液中易形成血栓。所以，清晨醒来后，及时喝上1杯凉开水，可以迅速被吸收，使黏稠的血液得以稀释，不但能改善脏腑器官血液循环，防止病情发作，还有利于胃肠和肝肾代谢，促进体内废物的排出。

平时，应频频少量多次饮水。渴时不要暴饮水，以免增加心脏负担。夏季也不要过多地喝冷饮，因为大量冷饮的刺激，可导致冠状动脉发生痉挛，血流减少，造成心肌缺血、缺氧。睡前也不宜多喝水，特别是茶水，以免增加夜尿次数和影响睡眠。

✴ 35. 为什么要安排冠心病患者合理休息

冠心病患者要预防急性心肌梗死的发生，生活宜有规律。一般冠心病患者的心绞痛发作，大多为每周几次或每日1～2次，每次几秒钟或1～5分钟，患者常可忍受，如果心绞痛发作频繁，疼痛更剧烈，且持续不缓解，则称为梗死前心绞痛或中间综合征，这是不稳定型心绞痛中的一个类型。如果患者面色苍白，恶心不适，冷汗淋漓，甚至感到自己的心脏好像被人用手紧紧抓住，酷似窒息和死亡即将来临，这是急性心肌梗死的早期信号，应引起高度警惕。也有的患者胸痛并不剧烈，但胸部闷胀、沉重，感觉透不过气来，猛烈咳嗽，大汗淋漓，面色苍白，四肢冰冷，昏迷，抽搐。这叫作无痛性心肌梗死，危险性很大，也应引起患者的高度警惕。

为了预防急性心肌梗死的发生，如果有冠心病心绞痛的，应做到以下几点：①不宜熬夜，工作时间不宜过长，也不宜长时间看电视。②宜做轻松的运动。③宜定期检查心电图及有关的体格检查、血液检查等。

过去人们，认为急性心肌梗死患者应绝对卧床休息，以为这样能减轻心脏负担，使心肌得到充分休息和营养供应，但现在看来这些观点并不完全正确。比如，一个人采取坐位时静脉中的血向心脏的回流量只是仰卧时85%，因而坐位时心脏的负荷量不是增加而是减少。当然，卧床休息对急性心肌梗死发病最初几天的患者来说是十分必要的，而且必须这样做，否则有生命危险。但是如果过分强调绝对卧床休息则是有害无益的。一是长期卧床后，一旦起床，就容易发生心动过速和直立性低血压。二是长期卧床容易给患者造成一种思想压力，产生悲观情绪，对战胜疾病丧失信心。三是长期卧床后，循环血量减少，血液黏稠度增高，容易发生血栓等并发症。四是容易并发肺炎、胃肠功能减退、肌肉失用性萎缩。

世界卫生组织曾建议，无并发症、病情中等程度以下的急性心肌梗死患者，可以住院3周，并在6个月后恢复原来工作。有的国家甚至制定了具体的休息安排：Ⅰ期，即生病的1周以内，患者绝对卧床休息，加以特别护理。Ⅱ期，即发病1～2周，患者在冠心病监护室内，可以靠着床或椅子坐起，修面或坐着吃饭。Ⅲ期，即发病2～3周，可自己穿衣、进食、洗漱、站立等。Ⅳ期，即发病4～8周。患者可以在室内缓慢散步。Ⅴ期：即发病8～9周，可以恢复病前的常规日常生活。Ⅵ期，即生病10～12周，可以根据自身的体力，适当增加运动，使全身症状得到一定改善，如打太极拳、做保健操等。以后就可以逐步恢复正常生活，不过最初几天，一定要有医护人员陪同，以避免发生意外事故。

冠心病患者由于供给心肌血液的冠状动脉发生粥样硬化，引起心肌缺血缺氧。当运动或体力劳动时，心脏就会加快收缩，以满足全身血液供给的需要。但当心跳加快后，心脏的耗氧量也会随之而增加。冠心病患者由于冠状动脉粥样硬化，血流量受到局限，如果运动量过大或劳累过度，心肌所需要的血液又无法得到满足，就容易发生心绞痛，使病情加重。所以，冠心病患者宜避免过度劳累。

❋ 36. 高脂血症患者如何起居养生

起居疗法又称起居养生，即通过合理的、科学的生活方式来达到促进健康、治疗疾病的目的。在我国最早的中医典籍《黄帝内经》中，对起居疗法在防治人体疾患中所发挥的重要作用就有明确的记载与论述。远在1000多年前的《宋朝事实类苑》中，有一段十分恰当的记载，与当今所述高脂血症及其防治非常贴切："凡人食饱，无不昏浊，傥四肢无所运用，更便就枕，血脉凝滞，诸疾自生，欲求清爽，其可得乎?……全系人之调适。……当留意，无自轻于摄养也。"在这里说得很清楚：凡是人吃得过饱，没有不昏昏沉沉的，如果四肢再不运动锻炼，加上天黑了就睡觉，那么血脉不和，凝滞不畅，各种疾病自然产生，在这种状态中，想追求清静爽快，怎么可能说得到就得到呢?……不要去怨天尤人了，全在于自己，全在于人自身的调理养息。……这点实在是太重要了，务必要加倍地注意，不要自己轻视保养身体。因此，结合现代医学科学研究成果，在防治高脂血症中，须高度重视和充分注意以下要点：

（1）生活有规律，按时作息，即使节假日或来亲戚、朋友也要注意不要随意打乱自己的"生物钟"，这点相当重要。对于多数高脂血症患者来说，生活无规律现象十分明显，必须刻意纠正过来。要严格养成"黎明即起，洒扫庭除"的好习惯，午间可小憩半小时，对高脂血症患者来说，午睡不宜过长。一般情况下，也不宜过多（或经常）熬夜。

（2）一日三餐，饮食有度。食物是人体营养的主要来源，维持生命的必需物质。高脂血症患者特别须重视正常的家庭膳食，切忌暴饮暴食，做到均衡营养，粗细搭配得当，荤素调和得法，自觉做到不挑食、不嗜食、不偏食、不吃零食、不随便吃超营养物质。

（3）坚持体育锻炼或体力活动。对高脂血症患者来说，尤其要高度警惕：勿久坐、勿久立、勿久行、勿久卧、勿久蹲。在正常工作、学习、劳作的环境中，要坚持每日上下午各做一次广播体操（或工间操）。此项运动具有重要意义，持之以恒，经年不断，是大有裨益的。

（4）要重视家务劳动，家务劳动不仅具有培育和锻炼人的意志力、持久性的作用，而且长时期实践兼有较好的调脂减肥效果。尤其是男子适宜多做一些家务，还有促进家庭和谐和情志豁达的效果。对中老年高脂血症患者来说，家务劳动量要适宜，尤其老年人不宜过于劳累，应量力而行，适可而止。

（5）要有适量的文娱生活安排，要扭转多数高脂血症患者"生性喜静"的不良生活状态。对于这些同志应大喝一声：所谓"生性喜静"是一种非健康状态，对人体来说是害多利少的生活格调。人在自然界生存，要品味自然所赋予的乐趣和愉悦，应走出居室、书房、工作间，到人群中去，到各类健康的、有益人体的活动锻炼中去，如参加结伴、合群的步行运动、跑步运动、跳绳运动、调脂健美操、迪斯科舞、骑自行车、游泳、爬山，以及习练篮球、排球、足球、羽毛球、网球、乒乓球、门球、保龄球等，并在长时期坚持的文娱活动过程中，亲身感受其调脂减肥的欢乐！

（6）养成每日排便的好习惯，做到或达到每日排大便1次，是起居疗法的一个重要方面。中医十分重视人体正常排大便的保健价值，并认为"频泄诚耗气，强忍则大肠火郁"。我国唐代药王孙思邈说："忍大便，成气痔。"气痔为中医病名，症见肛门肿痛，大便艰难，便血脱肛等。现代医学研究表明：人的肠腔中存在大量细菌，人每日摄食的食糜（经咀嚼和胃肠消化后的食物）经细菌发酵分解，会产生一系列的有毒物质，如醛、酮、氨、过氧化脂质及大量的胆固醇等物质，被人体肠道重新吸收，进入循环，不仅直接危害脏腑，而且会诱生高脂血症等。因此，专家们指出，必须重视"负营养"的排出，意在告诫人们要重视人体代谢废物对健康的危害，及时排便，并提出：①摄取荤腥油腻要适量，多食新鲜水果、蔬菜及蜂蜜、核桃仁、芝麻等碱性润肠之物；②养成规律排大便习惯。中老年，尤其是老年人高脂血症患者占有相当的比例。对于中老年人来说，大便时最好选用坐式便池，尤其老年体弱者更应如此，尽量不使用蹲坑，且排便时不宜太使劲、不宜耗时过久，以15～20分钟为限，一时不易排出也应暂告段落，再隔半天或一天重复排便过程。这样，可以避免诱发心脑血管意外及消化道憩室、胃肠胀气和出血等。

（7）保持健康向上的情志状态，对高脂血症患者来说具有特别重要的意义。早在两千多年前，中医就已认识到情绪与内脏的密切关系。如《黄帝内经》所述："肝在志为怒，心在志为喜，脾在志为思，肺在志为悲，肾在志为恐。"并指出，五脏功能协调，精神活动就正常。所谓"五脏安定，血脉和利，精神乃居"；反之则会导致情绪或精神异常。另一方面，情志活动的异常，也会影响人脏腑气血的正常生理活动。倘若一个人处于情志刺激状态，如思虑伤脾，脾失健运；或郁怒伤肝，肝失条达，则气机不畅，膏脂在体内运化输布失常，血脂升高，时久而导致高脂血症。因此，营造一个好的情志（即精神生活）状态，对防治高脂血症是大有裨益的。高脂血症患者，尤其是中老年患者，可以根据自己的爱好，或选择旅行游览、种花养鸟，或习书作画、欣赏音乐等等，都可以陶冶性情，培育情操，从而使情志和畅，益于身心，有助于高脂血症的康复。

（8）扭转或纠正"有病乱投医"的思维方式。这一点，对相当一部分高脂血症患者来说，要特别加以重视。现在，人们已开始认识到高脂血症与许多疾病密切相关，其根本在于可以导致动脉粥样硬化，而动脉遍布全身，一旦动脉发生严重粥样硬化，会对人体产生严重危害，甚至导致高血压病、冠心病、心肌梗死等危及生命的严重病症。由此而产生的求治心切的愿望是很正常的，但不能乱投医。现在市场上出现较多的调脂减肥药品（或药剂），有的具有较好的短期效果，而相当一部分药品、药剂具有较明显的毒副反应。面对人们的减肥心情，一个财源滚滚的减肥行业正在悄然形成并发展起来，调脂的、减肥的品牌很多，有的还冠以"速效"、"神效"等等，真是良莠不齐，鱼龙混杂，甚至促销到通过医生转"投"给患者，由此可见，真不能"有病乱投医"。这里有两点必须高度警惕：①任何药物都有两重性，既可以防病治病，又可能产生不良反应，包括药物副作用、毒性反应、过敏反应、药物依赖性和特异质反应。②高脂血症患者中的大多数（或较大多数）致病因素与饮食不当（过食暴饮、结构失调）、运动过少等密切相关，并一直强调锻炼和节食是调脂减肥的主要方法。由此可见，扭转或纠正"有病乱投医"的思维方式，将有益于高脂血症的防治。

37. 患了心律失常应注意什么

（1）正确对待，心胸开阔。心律失常患者要做到心胸开阔，树立战胜疾病的信心。不要因为患了心律失常而忧心忡忡。尽管心律失常是一种病态，但除了严重的心律失常，一般心律失常的患者能够同健康人一样地生活、学习和工作。早发现，早治疗，心律失常并非不能控制。

（2）积极治疗原发病，按时服药。

（3）合理安排休息与活动。心律失常患者应保证有充足的睡眠，中老年患者每日都不应少于8小时。饭后不宜立即就寝，因为饭后迷走神经兴奋性增高，会抑制心跳。饭后立即就寝有可能出现心脏骤停，对缓慢性心律失常患者有潜在危险。就寝时间最好安排在饭后2～3小时。睡眠的姿势应采取右侧卧位，双腿屈曲。心律失常患者宜适当地做些锻炼，如养鱼、种花、散步、练太极拳、做保健操、练气功等。只有严重心律失常，心功能极差的患者才应长期休息。

（4）随季节、气候变化调节生活起居。在气候变化大、季节交替的时候要采取措施，预防感冒，以免加重病情。

（5）注意安排合理饮食，饮食要清淡而富于营养。烹调要用植物油，减少胆固醇的摄入量。多吃新鲜水果和蔬菜。饮食要适量，不宜过饱。戒烟，少饮酒。

（6）养成良好的大便习惯，不要因为便秘而发生意外。

（7）定期到医院检查，复查有关项目，合理调整用药。

❋ 38. 心律失常患者如何家庭救治

对阵发性室上性心动过速，持续发作而心慌胸闷症状明显者，可用兴奋迷走神经的简便方法，常用方法有：①尽量使头后仰或躯体前弯；②让患者向一膨胀困难的气球吹气；③用手指或压舌板刺激咽部诱发恶心、呕吐；④嘱患者深呼气后，闭住声门或闭口堵住鼻孔做深呼气动作；⑤用冰袋（冰袋内水的温度保持在4℃）围绕颈部，至发作终止；⑥嘱患者将面部浸入10℃冷水中，浸至耳前水平，当发作终止或患者因不能继续屏气，面部自动浮出后停止浸泡。这种方法对不易控制的患者常有显效。

对心室颤动，出现晕厥、抽搐、牙关紧闭、面色青紫等症状者，家属应立即进行心前区拳击或胸外心脏按压。

心律失常患者，平时如见胸闷、心悸，可常饮薤白粥（薤白3克、瓜蒌仁3克、甜酒20毫升、大米20克），制作方法：将米倒入盛有400毫升水的锅内，大火煮沸后，再放入用纱布包住的薤白和瓜蒌仁，改为小火煮20分钟，加入甜酒再用大火煮沸即可。寒冷期每日早上吃一次，夏天可不吃。如见面色白，四肢易麻木，头晕、心慌、失眠者，可常吃补血排骨汤，制作方法：将红枣10枚、桂圆10枚、排骨250克，同置锅内熬汤，炖熟后加少许葱、姜、盐即可。心悸、心慌明显者，可用猪心1个，洗净切开，黄芪、党参、当归各20克，川芎15克，用纱布包好，与猪心同放入锅中，加水适量，炖3～4小时，去掉药渣，食肉喝汤。

三、防治心血管病从合理饮食做起

❋ 39. 饮食与心血管病有什么关系

　　调查表明，不合理的膳食结构和继发性载脂蛋白异常是引起动脉粥样硬化的重要因素。在我国，随着社会的发展，人民生活水平的提高，由于膳食结构不合理、吸烟等易患因素的影响，冠心病的发病率和死亡率呈逐年上升的趋势。大量流行病学调查资料表明，饮食习惯与冠心病之间有密切关系，平素喜食高胆固醇食物的人，冠心病的发病率明显升高。

　　胆固醇是人体不可缺少的重要成分，在血液中它与脂蛋白结合形成极低密度脂蛋白、低密度脂蛋白与高密度脂蛋白3种脂蛋白。引起动脉粥样硬化的罪魁祸首是极低密度脂蛋白、低密度脂蛋白，而高密度脂蛋白则可清除沉积在血管壁上的胆固醇，并将其输送至肝脏，扮演着清道夫的角色。在极低密度脂蛋白和低密度脂蛋白中含有的胆固醇叫 β 胆固醇，在高密度脂蛋白中含有的胆固醇叫 α 胆固醇。健康人体中 β／α 约为2∶1，过多的 β 胆固醇不利于健康，而 α 胆固醇增多则有利于健康。血脂异常之所以形成动脉粥样硬化，主要是因为血中各类脂质的含量失去了正常的平衡状态，即 β／α 值增大。临床实践证明，当血浆总胆固醇高于5.18毫摩／升时，随着胆固醇的升高，动脉粥样硬化程度显著增加，冠心病发病率呈直线上升。有资料表明，血浆总胆固醇达6.7毫摩/升时，冠心病的发病率比血浆总胆固醇为5.18毫摩/升时高7倍，死亡率高2倍。

因此，血浆总胆固醇是临床上最常用的诊断血脂异常及观察治疗的指标。当血浆总胆固醇值大于5.18毫摩/升的人应考虑进行治疗；总胆固醇值大于6.5毫摩/升的人必须治疗。

此外，过多摄入饱和脂肪酸及多不饱和脂肪酸膳食，可导致高血压。

✳ 40. 心血管病患者如何保持平衡膳食

能满足人体正常生理活动需要，并不会导致疾病的膳食称为平衡膳食。营养成分和结构不合理，并会导致疾病的膳食称为不平衡膳食。引发心血管病的不平衡膳食因素主要有：①饱和脂肪酸摄入比例过高；②总热量摄入过多；③胆固醇摄入过多；④钠摄入过多和钾摄入过少；⑤蔬菜和水果摄入过少。

膳食脂肪酸主要分为饱和脂肪酸、单不饱和脂肪酸和多不饱和脂肪酸，它们是血液中脂肪酸的主要来源。膳食脂肪酸除可以提供热量外，血液中的脂肪酸有调节血液胆固醇和各种脂蛋白浓度的功能。研究证明饱和脂肪酸（多来源于动物性食物）与动脉粥样硬化形成呈正相关，而单不饱和脂肪酸和多不饱和脂肪酸（多来源于植物性食物）没有致动脉粥样硬化的危险，相反，它们有降低心血管病发病危险的作用。此外，食物加工过程中（特别是油炸食品时）可形成反式脂肪酸，它可使低密度脂蛋白胆固醇水平上升，高密度脂蛋白胆固醇水平下降。流行病学研究也发现，反式脂肪酸可增加心血管病发病危险。

食物中的胆固醇过多会使血液中胆固醇水平上升，但决定血液中胆固醇水平的主要因素是机体的胆固醇代谢水平。控制食物中的胆固醇量仍很重要。

总热量摄入过多，能量代谢不平衡可导致超重和肥胖。膳食高钠、低钾是高血压的重要危险因素。水果和蔬菜是维生素、矿物质（包括钾）和膳食纤维的重要来源，食用较多者，血压水平较低，冠心病和脑卒中的风险降低。

营养学研究表明，合理膳食是预防和治疗心血管病多重危险，降低心血管病发病的重要措施之一。一般人群健康（心脏健康）膳食的基本特征是：①总热量不超标；②脂肪所提供的能量占总能量的25%左右，其中饱和脂肪酸的供能比≤10%；③盐每日摄入量少于6克，低一些更好；④足量的蔬菜和水果；⑤有其他保护性的膳食因素。中国营养学会根据国人的饮食习惯和特点，发布了《中国居民膳食指南》，提出了合理膳食的10条建议也完全符合上述原则。为了方便使用，中国营养学会还发布了中国居民平衡膳食宝塔，推荐了具体食物的摄入量。在营养素方面，提供热能的三大营养素即碳水化合物、脂肪和蛋白质，其提供的热能应分别占总热能55%～65%、20%～30%和11%～15%，其中饱和脂肪酸的供能比应≤10%。此外胆固醇的摄入量应控制在每日300毫克以内。心血管病高危人群应在保持营养平衡的基础上，针对个体情况采取有效的膳食干预措施。

（1）减少膳食总热量：调整重点为减少高热量食物的摄入，增加低热量食物的比例，具体措施如下：①不吃或少吃高脂肪食品（如肥肉、油炸食品或全脂奶制品）及高糖食品（如糕点、糖果和含糖饮料等）；②减少食用油，控制在每日20克（约2汤匙）；③适当控制谷类摄入量，增加低能量密度食物摄入比例，如蔬菜、水果。

（2）限盐：食盐每日摄入总量少于6克，可采取如下措施：①减少烹调用盐，最好使用定制的盐勺加盐；②控制酱油、黄酱等含盐高的调味品用量；③少食或不食咸菜、加工肉制品及含盐高的零食。

（3）限酒：男性酒精每日摄入量少于25克，女性酒精每日摄入量少于15克。酒精计算方法大致为：白酒中所含酒精的比例略低于酒的度数，如39°白酒的酒精含量为32.5%；葡萄酒的酒精含量约13%～15%；啤酒的酒精含量在4%左右。按此计算，男性39°白酒摄入量每日不应超过80毫升，葡萄酒每日不超过200毫升，啤酒每日不超过600毫升。

（4）补充膳食钙：最好的方法是增加含钙量较高的奶类和豆类食品。

（5）补充食物纤维素、抗氧化维生素和钾：这可以通过增加蔬菜、水果及粗粮摄入来实现。

（6）降低膳食胆固醇摄入量：限制高胆固醇食物摄入，瘦肉每日少于75克，蛋黄每周少于4个（如已患有高胆固醇血症，则应不吃或少吃蛋黄），尽量避免吃动物内脏。

（7）调整脂肪酸的比例：①选择含不饱和脂肪酸较多的植物油（如花生油、豆油、玉米油和橄榄油）作为烹调油；②少用饱和脂肪酸含量较高的动物脂肪，以及棕榈油、椰子油和人造黄油等；③增加富含 ω-3 多不饱和脂肪酸的深海鱼类和淡水鱼类摄入量；④适量补充硬果类和豆类食品。

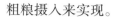 41. 哪些食物成分有助于血管年轻

要保持血管年轻，首要的是摄入血管所需要的充足养分，如优质蛋白、不饱和脂肪酸、维生素与矿物质，要求食物品种多样、比例均衡。尤其是以下8种成分，可有效地阻止血管老化，被誉为"血管卫士"。

（1）ω-3脂肪酸：这是特殊脂肪酸，可通过防止动脉发炎、削减"坏胆固醇"（低密度脂蛋白胆固醇）的水平等途径来保护血管。推荐食物：橄榄油、茶油、鱼类、马齿苋等。

（2）类黄酮：存在于蔬菜、水果、花和谷物中的天然色素，能清除损伤血管的氧自由基，并降低血小板的黏性，保障血流畅通。推荐食物：葡萄、茶叶、苹果、洋葱、巧克力等。

（3）番茄红素：抗氧化作用特强，是维生素E的100倍，β胡萝卜素的3倍。可有力地防止细胞脱氧核糖核酸和脂蛋白的氧化，减缓血管老化的速度。推荐食物：番茄、西瓜、南瓜、红色葡萄柚、木瓜、苦瓜、番石榴、橄榄。

（4）磷脂：又一种特殊脂质，能使血液中的胆固醇和脂肪颗粒变小，使其保持悬浮状态，阻止其在血管壁上沉积。推荐食物：瘦肉、动物肝、蛋类、鱼、花生油、黄豆、核桃仁、杏仁、木耳、黄花菜等。

（5）雌激素：血管的保护神之一，能减少"坏胆固醇"的合成，增加"好

胆固醇"的产量。推荐食物：豆制品、花生、绿茶、芹菜、花椰菜。

（6）水杨酸：血管的又一保护神，能防止与溶解血栓，保障血流通畅。推荐食物：咖啡、茶、杏仁果、苹果、杏果、蓝莓、薄荷、樱桃、葡萄（干）、桃、梅、番茄及黄瓜。

（7）B族维生素：叶酸、维生素B_6、维生素B_{12}等，能及时清除蛋白质过多的代谢产物同型半胱氨酸，而同型半胱氨酸是导致血管硬化的又一因素，比胆固醇的危险还要高出3倍之多。推荐食物：绿叶蔬菜、蘑菇、鱼虾、香蕉。

（8）矿物质：钾能排出体内多余的钠，将血压稳定在生理状态，减轻血管的负担。硒可清除血管中的有害物质脂质过氧化物，保护动脉血管壁上细胞膜完整，阻止动脉粥样硬化。缺铜可使血管弹性组织变弱，引起胆固醇升高。而钙既降血压又有清除胆固醇之功。至于镁更为可贵，对血压、血脂、血糖都有调节作用。推荐食物：柑橘、甜瓜、马铃薯（富含钾）、鱼粉、龙虾、蘑菇、猪肾、大蒜（富含硒）、动物肝、豆类、芝麻（富含铜）、虾皮、毛蟹、绿色蔬菜、牛奶（富含钙）、紫菜、小米、玉米、荞麦面、高粱面、冬菜、苋菜、辣椒、阳桃、桂圆、核桃仁（富含镁）。

42. 哪些食物有助于血管年轻

以下9类食品有助于血管年轻，人们应该多吃：

（1）有叶蔬菜，如西兰花、花菜、抱子甘蓝、卷心菜、芹菜等。

（2）鲜亮色素的蔬菜，如菠菜、莴苣、红薯、南瓜、西葫芦、胡萝卜、红辣椒、黄辣椒、绿辣椒等。

（3）新鲜水果，如苹果、桃子、葡萄、杏子、草莓、番茄等。

（4）全谷类，如含麸面粉、褐色糙米、燕麦片、爆玉米花等。

（5）植物油，如菜籽油、豆油或橄榄油。

（6）低脂肪或不含脂肪的乳制品，如低脂或无脂牛奶、低脂乳酪、酸奶。

（7）深海鱼类，如三文鱼、金枪鱼、沙丁鱼、剑鱼。

（8）豆制品，如豆浆、豆腐、豆腐干、鲜豆或干豆。

（9）低度酒、啤酒和葡萄酒（有肝病者不宜）。

✳ 43．大豆可降低血管硬化概率吗

　　大豆中的蛋白质含量高，同时还含有多种人体必需的氨基酸，对人体组织细胞起到重要的营养作用，可以提高人体免疫功能。黄豆中的卵磷脂可除掉附在血管壁上的胆固醇，防止血管硬化，预防心血管疾病，保护心脏。大豆中的卵磷脂还具有防止肝脏内积存过多脂肪的作用，从而有效地防治因肥胖而引起的脂肪肝。大豆中含有多种矿物质，补充钙质，防止因缺钙引起的骨质疏松，促进骨骼发育，对小儿、老人的骨骼生长极为有利。大豆中含有的可溶性纤维，既可通便，又可减少胆固醇。黄豆中的铁不仅含量多，而且易被人体所吸收，对缺铁性贫血有一定疗效。大豆中含有一种抑制胰酶的物质，对糖尿病有治疗效果。大豆所含的皂甙有明显的降血脂作用，同时，可抑制体重增加，减少血清、肝中脂质含量和脂肪含量。因此，大豆可降低血管硬化概率。

✳ 44．为什么玉米油可防心血管病

　　玉米油，又称玉蜀黍油或玉米胚芽油，是将玉米中分离的玉米胚芽进行压榨，再经过脱酸、脱胶、脱色、脱臭、脱蜡等工艺后精制而成的油。它既去除了油脂中的各种有害物质，又保留了玉米油所特有的营养与芳香。

　　精炼的玉米油主要由80%的不饱和脂肪酸组成，其中有人体必需的亚油酸，其含量占58%，人体吸收率可达97%以上。玉米油中含有丰富的天然维生素A、维生素D_1、维生素E及辅酶、植物甾醇、磷脂等对人体有益的物质，长期食用可防止老年动脉硬化和冠心病，具有极高的营养价值。玉米油即使在深度煎炸时也具有相当的稳定性，比其他食用油有比较长的保质期。

　　除了玉米油，还有红花籽油、橄榄油、棕榈油、芝麻油等高档食用油。这些

植物油的不饱和脂肪酸中的亚油酸含量都很高。红花籽油中的亚油酸含量最高，达75%～83%，被称为亚油酸王。其次是葵花籽油，亚油酸含量为66%。葵花籽油不含芥酸、胆固醇、黄曲霉毒素等有害物质，食用安全。橄榄油含不饱和脂肪酸达80%，还含有助于预防心血管疾病的维生素E等。常食用橄榄油的希腊、意大利、西班牙等地中海国家人群，其心血管疾病、癌症和高血压的发病率均低于欧洲其他国家人群。

✳ 45. 为什么心血管病患者宜喝牛奶

目前认为，能降低血胆固醇的食物，均有助于预防心血管病的发生和发展。牛奶就是一种可以降低胆固醇的食物，对老年心血管病患者有利。

牛奶为什么有降低胆固醇的作用呢?主要是牛奶中含有可以抑制人体肝脏合成胆固醇的物质。另外，牛奶中含有丰富的钙和乳清酸，这两种物质均可以减少食物中胆固醇的吸收。由此可见，牛奶可以通过这两种物质的作用，降低体内胆固醇，从而达到减缓心血管病发生、发展的目的。

牛奶除了有降低胆固醇的作用外，还是营养丰富的食品。据分析，每100毫升牛奶中含有3.3克蛋白质、130毫克钙，而胆固醇含量很低，可谓是最好的高蛋白、高钙、低胆固醇食品，可作为补充蛋白质和钙的良好来源。随着年龄的增大，特别是对50岁以上的人，骨钙丢失日趋严重，骨质增生等因缺钙引起的疾病也随之而来。牛奶不仅含钙量高而且易被吸收，钙对心肌有保护作用，另外补充钙对高血压病亦有治疗作用。

因此，老年人尤其是心血管病患者，应每日饮用一些脱脂奶、酸奶等乳类食品，对身体维持良好的营养状况，延缓心血管病的发生和发展有好处。

✳ 46. 喝粥能防治动脉粥样硬化吗

（1）玉米粉粥：玉米粉、粳米各50克，先将玉米粉加适量清水调匀，待米粥将煮成时加入调和好的玉米粉同煮至稠即可。每日服用1~2次。具有益肺宁心，调中开胃等功效。适用于动脉硬化、高脂血症、冠心病及心肌梗死等心血管病患者。

（2）大蒜粥：紫皮大蒜30~50克，米100克，将大蒜用水沸煮1分钟后捞出，再取粳米放入煮蒜的水中煮成米粥，然后再将蒜放入同煮一会儿。每日服用1~2次。具有软化血管，降血压，降血脂等功效。

（3）何首乌粥：何首乌30~50克，粳米50克，大枣5枚，先将何首乌放入砂锅内，加适量清水煎取浓汁，去渣后与粳米、大枣同煮成粥即可。也可加少许冰糖调味。每日1次。

（4）浆粥：新鲜豆浆500克，粳米50克。将米淘洗干净后与豆浆一起煮成粥，加冰糖适量调味。每日1~2次。甜浆粥具有健脾补虚作用。适用于年老体弱，营养不良者。对动脉硬化、高血压、冠心病等均有较好防治作用。

✳ 47. 为什么说果汁更能预防动脉硬化

法国的研究人员发现，葡萄、苹果及这两种水果的果汁可预防动脉硬化，而且果汁的抗动脉硬化效果比水果要好。这一研究结果表明，加工过程对水果的营养成分有重大影响。研究人员分别给几组仓鼠喂葡萄、葡萄汁、苹果、苹果汁或水，同时还喂它们能导致动脉硬化的高脂肪、高胆固醇饲料。另外一组仓鼠则吃正常饲料作为参照。实验结果显示，与喝清水的仓鼠相比，被喂以水果或果汁的仓鼠胆固醇水平较低，主动脉中堆积的脂肪也较少。紫葡萄汁的效果最好，其次是紫葡萄、苹果汁和苹果。研究人员还测定了水果和果汁中苯酚的含量。苹果和葡萄中的苯酚含量大致相当，但紫葡萄汁中的苯酚含量比苹果汁高2.5倍。这一发现表明，食物中的苯酚含量与这种食物的抗氧化效果有直接关系。水果中的维生素C和胡萝卜素等其他抗氧化成分也有同样效果。

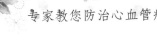

48. 冬天吃荞麦能保护血管吗

冬季是心血管病和消化性溃疡的高发期。这时候，适当吃点荞麦，可以起到保护血管的作用。寒冷的天气下，气温突降会引起血管快速痉挛、血压急剧升高，血液中的部分成分透过血管壁流到外面组织中去，然后在各个部位或皮下组织造成内出血，严重的还会导致脑出血。

为使我们的血管常年保持一定的韧度，充满生机和活力，最重要的一种营养素就是维生素P。荞麦是所有谷类作物中最有营养的，也是含维生素P最丰富的食物。除了富含淀粉、蛋白质、氨基酸、各种维生素和矿物质、植物纤维外，荞麦中还有一种很特殊的营养物质芦丁，是其他粮食作物没有的。芦丁能促进细胞增生、防止细胞凝集，对血管系统有保护作用。它还可以增强血管壁的弹性、韧度和致密性。医学研究表明，芦丁是一种黄酮类复合物，几乎对所有中老年心血管病都有预防和辅助疗效。它能抑制血液中脂质增多，改善脂质代谢，从而起到预防高血脂症、脂肪肝的作用；还能强化毛细血管的弹性，对减缓动脉硬化、改善高血压症、预防脑血管意外也能起到一定作用；另外，还有一定的抗癌效果。

荞麦有多种吃法，一般每3天吃一次荞麦面条，每次大约100克，就会起到一定的保健作用。此外，荞麦仁也可以和大米、糯米、小米一起蒸成米饭。

49. 如何调味才能保护血管健康

虽然说不同的菜肴有特定的烹饪方式，但需要减肥和控制体重的人群，尽量选择少煎炒，多蒸煮。现在很多人每日摄入的油盐都是超标的。比起油炸、煎炒的菜肴，蒸煮方式的菜肴所含的油脂要少得多。另外，炒菜时油温高，会破坏菜肴的营养成分，而蒸煮时水的沸点只有100℃左右，菜肴的营养物质还可以更多地保留下来。

饮食要控制钠的摄入量，不仅盐要适量，味精、酱油也要有控制，因为这两样调料也含有较多的钠。因此，在烹调中大家要学会善用其他的调味方法。比如调味料中芥末、香醋、料酒、白胡椒、豉油等，可以在菜肴制作中相对多地使用。自然的食材比如小米椒、生姜、大蒜、柠檬等，也可以用来给菜肴调味。在调料中，醋既不会增加能量和盐分，又有开胃作用，同时还能促进营养素的吸收，进入人体后还有利于软化血管、降低血压，是调味和保健康的好手。

✳ 50. 为什么反式脂肪酸不利于血管健康

反式脂肪酸是一种相对固态的氢化食用油，它是由液态植物油加温、加压、加催化剂后形成的。植物油被"氢化"或"部分氢化"后，其化学结构会发生改变，成为性质稳定的反式脂肪酸。

反式脂肪酸常被用作"起酥油"。点心和油炸食品要想变得更加酥松、香脆可口，只要在里面加一定量的反式脂肪酸即可。不仅如此，食品的保存期还会因加入了反式脂肪酸而相对延长。令人遗憾的是，反式脂肪酸虽然出身于植物油，但和人们日常生活中所吃的花生油、玉米油、橄榄油等植物油不同。由于结构的改变，它完全丧失了大多数植物油的健康特色。

反式脂肪酸在自然食物中的含量几乎为零，很难被人体接受、消化，容易导致生理功能出现多重障碍，是一种完全由人类制造出来的食品添加剂，实际上，它也是人类健康的"杀手"。研究认为，青壮年时期饮食习惯不好的人，老年时患老年痴呆的比例更大。反式脂肪酸对可以促进人类记忆力的一种胆固醇具有抵制作用。反式脂肪酸不容易被人体消化，容易在腹部积累，导致肥胖。喜欢吃薯条等零食的人应提高警惕，油炸食品中的反式脂肪酸会造成明显的脂肪堆积。研究表明，反式脂肪酸能使有效防止心脏病及其他心血管疾病的高密度脂蛋白胆固醇的含量下降。反式脂肪酸会增加人体血液的黏稠度和凝聚力，容易导致血栓的形成，对于血管壁脆弱的老年人来说，危害尤为严重。孕妇或乳母过多摄入含有反式脂肪酸的食物会影响宝宝的健康。胎儿或婴儿可以通过胎盘或乳汁被动摄入反式脂肪酸，他们比成人更容易患上必需脂肪酸缺乏症，影响生长发育。反式脂肪酸会减少男性激素的分泌，对精子的活跃性产生负面影响，中断精子在身体内的反应过程。当反式脂肪酸结合于脑脂质中时，将会对婴幼儿的大脑发育和神经系统发育产生不利影响。反式脂肪酸还会对青少年中枢神经系统的生长发育造成不良影响。

反式脂肪酸其实是一种人造的"坏脂肪"。相对而言，绝大多数的动物脂肪（如猪油、全脂奶里的奶油），以及少数植物油（如棕榈油、椰子油等），就是天然的"坏脂肪"。它们之所以被称为"坏脂肪"，是因为它们的主要成分是饱和脂肪酸，进食过多就会让人体血中的低密度脂蛋白胆固醇（也就是"坏胆固醇"）升高。"坏脂肪"会让人体动脉血管减少弹性，使血管变得更"脆"，并形成纤维斑块，还可以进一步堵塞心脑血管。

无论人造的还是天然的"坏脂肪"，对人体来说都是不好的脂肪，少吃少危害，多吃多危害。相比之下，反式脂肪酸比天然的"坏脂肪"更"坏"。因为反式脂肪酸还会让血中的高密度脂蛋白胆固醇降低，它的减少会对心脑血管健康产生不利的影响。

反式脂肪酸正悄悄地进入我们日常的饮食中。大多数的人造奶油口感香滑，它用的就是反式脂肪酸。超市卖的小酥饼、小甜饼、曲奇、薯片等许多小点心，那么酥松脆口，里面加的也是反式脂肪酸。即使是那些由全麦、燕麦制造的所谓"健康"点心，也得留意它里面是否加了反式脂肪酸。

在关注反式脂肪酸的健康问题的同时，千万别忽视了天然的"坏脂肪"——猪油、奶油、大多数的奶酪，以及热狗、香肠、腊肠等食品，要知道它们都含有不少"坏脂肪"。"坏脂肪"能使食品变香脆，也能使进食者的血管"变脆"。

✹ 51. 预防心血管病要纠正哪些饮食习惯

（1）多荤少素。长期大量地摄入高脂饮食，特别是畜肉、蛋黄、奶油、动物内脏等，会升高体内胆固醇和甘油三酯的水平，导致高脂血症和动脉粥样硬化。许多人以为生活水平提高了，就可以对粗粮、蔬菜不屑一顾了。殊不知，这正好给心血管病安营扎寨大开方便之门！当然荤不可不吃，但必须控制摄入量，正确选择食品种类。

（2）多酒少茶。饮酒是现代人应酬交际沟通的重要方式之一，但大量饮酒可使冠心病死亡率增高。因为酒精一是可以直接升高血压；二是可提供高热量，刺激脂肪组织，导致脂肪堆积；三是能抑制脂蛋白脂肪酶活性，促使肝脏合成脂蛋白增加，升高血甘油三酯水平。相反，多饮茶特别是新鲜绿茶，对预防心血管病大有裨益，因为其中的茶多酚有强烈的抗氧化作用，另外还可促进多余胆固醇自肠道排泄。

（3）多盐少水。食盐即氯化钠，钠摄入过量是导致高血压的主要原因之一，尤其是每日超过8克者危险性更大。研究发现，在每日盐摄入量低于3克的人群中平均血压低，且随年龄的增长血压也无明显升高趋势。我国广东人膳食口味淡，其高血压发病率明显比北方高盐地区低。如已习惯于咸的味道，建议在炒菜起锅时再放盐。这样咸味足而实际放盐少，因为此时食盐未渗透于食物内。另外，应多饮白开水，以促进细胞新陈代谢和机体内毒素排泄，不爱喝水的人血黏稠度高，进入中年之后容易发生心脏病。

（4）多精少粗。有的人以为膳食越精细、越美味越好，结果主食选精面，菜肴以肉类为主，喝水必啤酒饮料。这样做不但易造成维生素、纤维素和微量元素摄入不足，还加大冠心病发病危险。而膳食纤维则能有效降低血脂，减少冠心病风险。特别是蔬菜、薯类和其他粗粮，含有丰富的膳食纤维、多种维生素和微量元素及黏蛋白，能阻止胆固醇在血管壁沉积，预防动脉硬化。另外，它们还有助于减肥和预防结肠癌，因此应多吃新鲜蔬菜、水果和粗米粗面，多吃薯类副食。

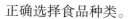 52. 心血管病饮食防治原则有哪些

（1）保证健康的膳食模式：①吃各种水果、蔬菜和谷物，包括全谷类。②吃无脂或低脂的乳制品、鱼、禽、豆、瘦肉。

（2）维持健康的体重：①摄入的能量与需要的能量相匹配。限制高能量密

度和低营养质量的食物，包括含大量糖的食物。②维持一定量的体力活动，使能量消耗与摄入保持平衡。为减体重，能量消耗须超过摄入。

（3）保持正常的血胆固醇和脂蛋白谱：①限制高饱和脂肪酸与高胆固醇的食物摄入。②用蔬菜、鱼、豆、坚果替代谷类和不饱和脂肪酸。

（4）保持正常血压：①限制食盐摄入，每日少于6克。②限制酒精摄入。

53. 高血压病患者为什么要做到低盐饮食

研究表明，吃盐过多是引起高血压的重要原因。食盐的成分是氯化钠，钠在体内可以引起体液，特别是血容量增加，从而导致血压升高，心脏负担加重。据调查发现，吃盐量大的人群中，患高血压者占10%。吃盐量中等者高血压发病率占7%。吃盐量极少者，高血压发病率不到1%。因此，高血压病患者不宜吃盐过多，就是血压正常者也不宜食用过多的食盐，一般每人每日吃盐量4～5克为宜。

饮食中盐的摄入量与高血压密切相关，饮食中钠摄入量增加，可使过多的钠离子在体内潴留，钠潴留必然导致水潴留，使细胞外液量增加而使血压增高。细胞外液中钠离子增多，细胞内外钠离子浓度梯度加大，导致细胞内钠离子也增多，随之出现细胞内水肿。小动脉壁平滑肌细胞的肿胀致管腔狭窄，总外周阻力加大，血压增高。细胞内钠离子增多，抑制钠-钾交换，从而使更多的钙经电压敏感性钙通道进入细胞内。血管平滑肌细胞内钙增多，平滑肌收缩，外周阻力加大，血压升高。细胞内钠离子增多使细胞内外钠离子浓度梯度减小，从而减少了经钠-钙交换机制的钙外流。交感神经末梢突触前膜细胞内钠离子增多，触发钙依赖性的去甲肾上腺素的释放，去甲肾上腺素又使贮存的钙释放。高钠的摄入增加了对外源性去甲肾上腺素升压作用的敏感性。高钠摄入增加了血管壁上血管紧张素 II 受体的数目。高钠摄入增加肾脏 α_2 受体的数目。高钠摄入兴奋交感神经中枢，增加下丘脑去甲肾上腺素的含量及摄取，增大对下丘脑神经元刺激的升压反应。以上所述均有一定的实验根据，但有些学者持不同意见。多吃盐使血压升高的确切机制尚不清楚，有待于进一步的研究。

减少烹调用盐量，尽量少吃酱菜等腌制食品。适当减少钠盐的摄入有助于降低血压，减少体内的钠水潴留。每日食盐的摄入量应在5克以下或酱油10毫升。可在菜肴烹调好后再放入盐或酱油，以达到调味的目的。也可以先炒好菜，再蘸盐或酱油食用。在注意减少钠盐的同时，应注意食物中的含钠量，例如挂面含钠较多。蒸馒头时，避免用碱，应改用酵母发面。可用食盐代用品如无盐酱油等，都有利于高血压病患者。

✱ 54. 心绞痛患者如何营养治疗

心绞痛营养疗法的主要目的是改善心脏的血流和心脏的能量代谢，以减少心脏需氧量。

改善血流的主要方法是控制动脉粥样硬化，消耗脂肪和胆固醇是关键性的第一步。早期即开始改善膳食结构和生活方式，并坚持下去，足以阻止甚至逆转动脉粥样硬化。首先，饮食不仅要低胆固醇、低饱和脂肪酸，而且要有高抗氧化物。主要的抗氧化物包括维生素E、维生素C、β胡萝卜素（维生素A）及硒。注意：大剂量服用这些物质可导致中毒，例如过量服用维生素D可加速动脉斑块钙化。因此，为安全起见，应在医生或营养师指导下服用。一部分证据表明，大量服用大蒜有防止胆固醇氧化的作用。葡萄皮可减少斑块沉积。近30年来的大量研究证实，适量饮酒（每日1～2杯葡萄酒）有防止动脉粥样硬化和冠心病发生的作用，有人认为葡萄皮中的黄酮类物质，是一种赋予葡萄酒颜色和香味的物质，它可以抑制脂质沉积。

改善能量代谢，从饮食中或多种维生素补充剂中得到足够的镁。你也可要求你的医生推荐一种。

✱ 55. 发生过心肌梗死的患者饮食应注意什么

急性心肌梗死患者度过了危险期后，除按医嘱服药、注意休息、做好自我保健外，在日常饮食营养方面应注意以下几点：

控制总热量的摄入。临床资料表明，心肌梗死患者身体超重或肥胖的较多，因脂肪过多环绕心脏，压迫心肌，致使心肌功能进一步减弱。因此，要限制饮食总热量，以控制体重。在休息条件下，每日供给热量以25～30千卡/千克体重为宜。

补充维生素C和微量元素。维生素C具有增强血管弹性、防止出血的作用，又可促进创面愈合。含维生素C丰富的食物主要是蔬菜和水果，尤其是猕猴桃、草莓、新鲜大枣、番茄等。微量元素中的碘、镁对降低血清胆固醇有重要作用，可减少胆固醇和钙盐在血管壁内的沉积，减缓动脉粥样硬化病变的形成。海产食物中的鱼、虾、海带、海蜇、紫菜等含碘量较多，在日常饮食中可经常交替食用。镁在绿叶蔬菜中含量较多。

低脂肪、低胆固醇饮食。日常饮食应以豆油、玉米油、花生油、芝麻油、菜籽油等作为烹调用油。上述植物油为不饱和脂肪酸，不含胆固醇，有利于疾病的康复。应避免食用过多的动物脂肪及胆固醇含量高的动物内脏，同时宜多吃豆制品。每日胆固醇的总摄入量应控制在300毫克以下。

限制食盐。钠摄入过多，会增加血管对各种升高血压物质的敏感性，引起细小动脉痉挛，使血压升高。钠还有很强的吸收水分作用，吃盐过多，可使血容量增加，从而直接增加心脏负担。因此，心肌梗死的患者每日摄入盐量应少于4克。

食物中水的含量应与饮水及输液量一并考虑，使适应心脏的负荷能力。如患者伴有高血压或心力衰竭，应限制钠盐，但临床上亦观察到急性心肌梗死发生后，尿中有钠的丢失，故应根据血液生化指标予以调整。有人研究缺血心肌的营养代谢，认为镁对缺血性心肌病有良好的保护作用，膳食中含一定量的镁，可能有助于降低心肌梗死的发病率与病死率。成人镁的需要量为每日300～400毫克，食物来源为有色蔬菜、小米、面粉、肉、海产品等。已知钾对心肌的兴奋性、传导性等均有影响，低钾血症易发生心律失常，故应注意如有低钾血症出现，饮食上应予调整。

少食多餐、食物细软。由于心肌梗死患者泵血功能低下，导致胃肠黏膜淤血，功能减弱，消化液分泌减少，食欲不振，消化功能不良。因此，平时要吃半流食和易消化的软食，同时，每餐进食量不宜过多，一日进餐4～5次。否则由于腹部胀满，腹腔器官血流会相对增加，从而反射性地使冠状动脉血流相对减少，极易诱发心绞痛、心律失常、心力衰竭，或加重心肌梗死的程度，甚至还会引发猝死。

此外，还要适当吃些粗杂粮、薯类及瓜果，以增加食物纤维素的摄入，增加粪便体积，松软大便，促进肠蠕动，预防便秘。一切刺激性食物及烟酒均应禁忌。

56. 冠心病患者为什么不宜饱餐

饱餐可诱发和加重心绞痛，甚至引起急性心肌梗死、猝死。据调查，饱餐是猝死的重要诱因，在猝死患者可以找到的诱因中，饱餐占了大半。为什么饱餐会诱发冠心病呢？

（1）正常情况下，心脏神经的自我调节能力很稳定，而患有冠心病之后，心脏的自我调节能力减退。进食时，咽部的吞咽动作及胃肠道的蠕动都会影响心脏神经的自我调节，使心脏自我调节的稳定性下降。

（2）进食过饱，迷走神经兴奋，会导致冠状动脉持续地痉挛和收缩，影响心脏的供血。胃肠道的血管非常丰富，饱食之后，胃肠道需要大量的血液以消化吸收食物中的营养物质，心脏必须加班工作，以泵出更多的血液，满足胃肠道的需要。全身流动的血液是有限的，血液大量被分配到胃肠道，心脏自身的供血减少，这样势必加重心脏的负担。

（3）饱食之后，胃被撑得鼓鼓的，它会推着膈上移，而使膈上面的心脏受到挤压，心脏的功能会受到影响。

为避免意外的发生，患者应做到少量多餐，每餐八成饱即可，不宜吃得太快，尽量吃一些易消化的食物。这样，既可减轻心脏的负担，又可保证充足的营养。

✿57. 冠心病患者为什么要限盐补钾

研究表明，高血压是冠心病的危险因素之一。有相当比例的冠心病患者患有高血压，而高血压又有促进冠心病发展的作用。因此，控制高血压并设法降低血压水平，对冠心病的防治具有重要意义。同时，钠促进血液循环，增加心排血量，直接增加心脏负担，对心脏血流供应不足的冠心病患者是不利的。

一般认为，钠摄入量在促进高血压发病中起着一定的作用。平均每日少摄入5克食盐，平均舒张压可降低4毫米汞柱。因此，对已患有高血压的患者，限制食盐的摄入量可作为一种非药物性治疗手段。

冠心病患者摄入食盐的量要根据患者是否同时患有高血压，以及高血压的病情来决定。有人提出较为严格的限盐量，规定每日不超过5克。

钾盐是可以保护心肌细胞的。促进钠排泄的降压药，常常增加钾排泄，造成体内缺钾。因此，膳食中限盐（限钠）的同时，应多吃含钾的食物，例如五谷杂粮、豆类、肉类、蔬菜和水果均含有一定量的钾。动物性食品虽大多含钾比蔬菜、水果高，但钠、胆固醇含量较高，而蔬菜、水果含的钠极少，所以，应多吃水果、蔬菜来补钾。含钾高的蔬菜和水果有菠菜、萝卜、卷心菜、芹菜茎、南瓜、鲜豌豆、柠檬等，均可选食。

✿58. 高脂血症患者为什么要增加膳食纤维

膳食纤维俗称粗纤维，是指在植物性食物中所含的，一般不能被机体吸收利用，却是维护人体健康不可或缺的物质。这类物质主要存在于植物的叶、茎、根及种子的细胞壁内。膳食纤维又分为可溶性纤维和难溶性（或不溶性）纤维。膳食纤维从本质上讲也是一种糖类，或者说是一种特殊的糖类，其特殊性在于人体消化系统内的酶（在一般情况下）不能将它消化、吸收。膳食纤维对高脂血症、肥胖症、脂肪肝、糖尿病、心血管病等现代文明病有着显著的预防作用。

（1）由于膳食纤维大部分不能被人体吸收，又因其具有很强的吸附性，摄食进入人体后，在肠道中可与胆固醇及胆酸结合，并排出体外，从而使机体胆固醇及胆酸的相对吸收率下降，这对降低血胆固醇含量有一定的作用。

（2）膳食纤维中一些可溶性纤维具有明显的调脂作用，可使血浆胆固醇水平降低，有助于预防和治疗高脂血症、肥胖症、脂肪肝、动脉粥样硬化和冠心病等。

（3）膳食纤维中的半纤维素，如魔芋所含的葡萄糖、甘露聚糖等活性成分，因其吸水性极强，摄入人体内吸水后体积膨大，在胃内停留时间延长，且其本身含热能又极低，所以，它既能减少糖尿病患者的热能摄入，减轻体重，又能增加饱腹感，减轻糖尿病患者饥饿的痛苦。研究人员还发现，早餐为高膳食纤维，对餐后血糖也有降低作用，这是高膳食纤维存在的残余效应。由此可见，膳食纤维对高脂血症伴发或并发糖尿病、脂肪肝等患者来说，具有特殊的双重防治效果。

（4）高脂血症患者多伴发或并发肥胖症、脂肪肝等病症，由于摄入一定量的膳食纤维，增加了食物的体积，因而食后产生较为明显的饱腹感，从而可相对减少过量摄入肥厚甘腻之物，并对控制体重有一定的作用。控制体重是高脂血症（及肥胖症、脂肪肝）防治的重要措施之一。

（5）适量摄入膳食纤维，由于它具有很强的吸水性，与水结合后可以明显地增加肠道中粪便的体积，刺激肠道的蠕动，产生便意，有利于排便，加速储积在肠道未被吸收的胆固醇的排泄。这在预防高脂血症（及脂肪肝）上具有特别重要的意义。同时还可排除肠道毒素，不仅可改善和预防便秘等症状，而且还可预防结肠癌、直肠癌的发生，这对中老年高脂血症患者来说，具有更加重要的现实意义。

（6）值得一提的是，在家庭自制豆浆时，请勿随意丢弃豆渣，因为豆渣不仅含有丰富的、容易被吸收的钙，对老年人减缓骨质疏松、脆弱，防止动脉粥样硬化有好处；而且豆渣含热能低，含纤维多，在肠道具有吸附胆固醇的作用，并使其转变为粪便排出；还有，豆渣食后有饱腹感，对高脂血症、肥胖症、糖尿病及心血管病患者来说，是较理想的辅助食疗剂，并有较好的疗效。为了使豆渣食之有味，可以将豆渣拌和入燕麦粉中，制成豆渣燕麦饼，松软可口，香酥诱人。在食用大豆及其大豆制品时，要注意适量有度。必须提醒一点，豆渣含嘌呤较高，高脂血症伴痛风者忌食。

对人体来说，膳食纤维也不宜摄入过多，因为它会影响其他营养素，特别是无机盐成分（如钙、铁、锌等元素）的吸收。因此，膳食纤维的摄入与其他营养素一样，既不能缺乏，又不能过多，这一点应予以充分地重视。

✳ 59．高脂血症患者如何选择食用油

人们日常食用的油脂有动物油和植物油两大类。一般说来，多数动物油中饱和脂肪酸的含量较高，而植物油中则是不饱和脂肪酸的含量居多，因此高脂血症和冠心病患者宜食用植物油。植物油分为3类：

（1）饱和油脂，如椰子油和棕榈油，这些油中饱和脂肪酸的含量高，经常食用可以使血胆固醇水平增高。饮食中应减少这类油脂。

（2）单不饱和油脂，包括花生油、菜籽油和橄榄油，这些油中单不饱和脂肪酸含量较高，它们不改变血胆固醇水平。

（3）多不饱和油脂，如大豆油、玉米油、芝麻油、棉籽油、红花籽油和葵花籽油，这些油中多不饱和脂肪酸含量较高，它们可以降低血胆固醇水平。多不饱和脂肪酸主要有 ω-6脂肪酸和 ω-3脂肪酸两种类型。大部分 ω-6脂肪酸是亚油酸，存在于前面所述的植物油中。ω-3脂肪酸主要存在于一些海鱼中，故而海鱼和鱼油适合于高脂血症患者食用。

因此，高胆固醇血症和冠心病患者应选用富含多不饱和脂肪酸的植物油。但要注意的是，油脂所含的热能高，如果过多食用，可以引起体重的增加。

✳ 60. 高脂血症患者饮食应注意哪些问题

根据高脂血症形成的原因和不同的类型，其饮食宜忌也有不同。

Ⅰ型：饮食宜低脂。对蛋白质、胆固醇、碳水化合物等可不限制。可以选择如羊肉、兔肉、鸡肉、鸭肉、猪肉（瘦）、牛肉、牛奶、羊奶、鸡蛋、鲤鱼、黄鱼、带鱼、虾、玉米、米（糙）等含脂肪低的食物。

Ⅱ型：饮食宜低胆固醇、增加不饱和脂肪酸的摄入量。可适当进食精肉、家禽（瘦且去皮）和甲鱼、鳜鱼、鲤鱼、带鱼、黄鱼等含胆固醇低的食物；可选用植物油、豆制品等，以增加不饱和脂肪酸的摄入量；避免蛋黄、动物性脂肪摄入。

Ⅲ型：饮食宜低固醇，食物中蛋白质、脂肪、碳水化合物各占总热量的20%、40%、40%。

Ⅳ型：饮食宜控制碳水化合物，限制胆固醇。

Ⅴ型：饮食宜限制脂肪，控制碳水化合物，中度限制胆固醇。

后三型患者的饮食可根据上述原则，参考Ⅰ型、Ⅱ型来制定。

✳ 61. 高脂血症如何进行合理的饮食调养

合理饮食包含两方面的意义：第一是，所采取的饮食措施既要达到降低血脂的目的，又要使患者获得足够的营养供给，才能保证身体健康。那种以素食为主或"三不吃"（肉不吃、蛋不吃、鱼不吃）的片面做法，绝不可取。第二是，饮食治疗应根据不同的高脂血症类型而有差异，还要因人而别，不可生搬硬套，更不可道听途说。下面对不同类型高脂血症的饮食治疗，作一个原则性介绍：

（1）高胆固醇血症：仅有血胆固醇含量增高，而甘油三酯含量正常的患者，饮食治疗的要点是限制食物胆固醇，每日总摄入量少于200毫克。患者应忌吃或少吃含胆固醇高的食物，如动物的脑子、脊髓、内脏、蛋黄（每只鸡蛋蛋黄含250～300毫克胆固醇）、贝壳类（如蚌、螺蛳等）和软体类（如鱿鱼、墨鱼、鱼子等）。另一方面患者应该摄入适量的、胆固醇含量不太高的营养素，如猪肉（瘦）、牛肉、鸭肉、鸡肉、鱼类和奶类。这些食物胆固醇含量并不高，例如，每100克牛奶仅含15毫克，其他几种食物每100克中也仅含胆固醇100毫克左右，不必过分忌口，当然也不要吃得太多。其次是限制动物性脂肪，适当增加植物油，计算表明，如烹调不用动物油，则每个患者每月吃植物油（豆油、玉米油、菜籽油等）500～750克比较理想。植物油虽好，但也不宜吃过多，否则也会带来不利的作用。第三，多吃蔬菜、瓜果，以增加纤维的摄入。第四，多吃些有降胆固醇作用的食物，如大豆及其制品、洋葱、大蒜、金花菜（草头）、香菇、木耳等。这些食物中，有的还同时具有抗凝血作用，对预防血栓形成和冠心病也有好处。

（2）高甘油三酯血症：对于仅有血甘油三酯含量增高，而胆固醇含量正常的患者，其饮食治疗的要点与上面不同。关键在于限制进食量，降低体重，达到并维持在标准范围的体重。标准体重可用下列公式计算：

男性：身高（厘米）−105（千克）

女性：身高（厘米）−107.5（千克）

其次是限制甜食，此类患者对糖类特别敏感，吃糖可使其甘油三酯含量更加增高。因此，白糖、红糖、水果糖、蜜糖及含糖的食品和药物等应尽量少吃或不吃。第三，禁酒，酒可使这类患者的甘油三酯含量增高。第四，适当增加蛋白质，尤其是大豆蛋白。第五，适当限制胆固醇，每日低于300毫克，允许患者每周吃3个鸡蛋，其他含胆固醇食物也可适当食用，只要总摄入量不高于上述界限即可。第六，适当限制脂肪，尤其是动物脂肪。

（3）混合性高脂血症：此型患者血胆固醇和甘油三酯含量都增高，饮食治疗的要点是将上面两型结合起来。即适当限制胆固醇和动物脂肪，控制食量以降低体重，忌吃甜食、戒酒，适当增加植物油、豆类及其制品，多吃蔬菜、瓜果和某些有调脂作用的食物。

四、防治心血管病从经常运动做起

✳62. 为什么说缺乏体力活动是心血管病危险因素

国内外大量研究证明，缺乏体力活动是心血管病的明确危险因素。约1/3缺血性心脏病死亡与缺乏体力活动有关。适度的体力活动有明确的保护心血管的效应：①直接保护作用，主要是维护血管内皮功能和抗氧化；②间接保护作用，主要是增加心脑血流量、改善微循环、降低升高的血压、降低血糖和胰岛素抵抗、调节血脂异常（降低低密度脂蛋白胆固醇和甘油三酯水平，增加高密度脂蛋白胆固醇水平）、减轻体重和减少体内脂肪等；③经常参加体力活动可提高机体对突然缺血缺氧（一般由高强度运动引起）的耐受能力。目前我国城市居民（尤其是中青年）普遍缺乏体力活动，其中经常参加锻炼的人仅占15.1%，偶尔锻炼者占6.5%，从不锻炼者占78.4%。缺少体力活动已经成为严重影响公众心血管健康的重要问题。为了有效地预防心血管病，请参考下列建议：

（1）对所有年龄组的人：每周至少5天，每天30～45分钟的体力活动。在校学生应每天进行体育锻炼；办公室工作人员每天抽出时间锻炼；冠状动脉疾病患者需在有人监督时或在家人陪伴下进行锻炼；老年人也应保持日常定时的、适当的体力活动。

（2）提倡有氧锻炼活动：对于中老年人应特别提倡有氧锻炼活动。有氧代谢运动是大肌肉群参与，需克服的阻力较小，比较有节奏的重复性运动。有氧代谢的能量利用效率最高，产生的代谢废物最少。典型的有氧运动有步行、慢跑、骑车、游泳、做健美操、跳舞和非比赛性划船等等。应选择符合自己兴趣的运动形式，以便能长期坚持。典型的体力活动计划包括三个阶段：①5～10分钟的轻度热身活动；②20～30分钟的耐力活动或有氧运动；③放松阶段，约5分钟，逐渐减少用力，使心脑血管系统的反应和身体产热功能逐渐稳定下来。

（3）增加体力活动量应循序渐进：体力活动应根据个人的身体状况而定。增加活动量一定要循序渐进。对于一些近期活动较少者、心脑血管病患者或发病危险较高者及年龄超过40岁者，初期耐力训练的强度和持续时间应适当减少。适应一周后再根据耐力情况适当增加运动量。

（4）运动强度要适当：每次运动持续时间、强度和锻炼次数决定运动量的大小。研究证明，低至中等量的运动保护心血管的作用最强。过强的运动对心血管无保护作用，甚至有害。常用的运动强度有两种：①低运动量，每周4～5次，每次耐力训练持续20～30分钟；②中等运动量，每周3次以上，每次耐力训练持续40～60分钟。运动强度可以主观判定，但精确性较差。常用的、较为可靠简便的方法是通过检测脉率来判定。在起始阶段，达到各年龄段每分钟最大脉率的60%就达到了训练目的。在适应后，对于心血管病发病危险较小的人，可以把目标逐步提高到最大脉率的75%。判断运动量是否合适一般是通过主观感觉和心率恢复正常所需的时间来判断。在锻炼时轻微的呼吸急促应在休息后约4分钟内明显减轻，心率恢复到正常或接近正常，否则应考虑运动量过大。心血管病患者或高危者锻炼时的目标脉率应适当降低。

（5）注意运动时出现的不良反应：体力活动不当可能会出现一些不良反应，如心慌、胸痛、头晕、持续咳嗽或晕厥等，应引起注意。对于一些心血管病高危者，年龄大于40岁且很少活动的人，应在参加较大运动量锻炼之前做心电图运动试验，以防出现意外。若活动时出现以下症状，应立即停止运动，必要时及时就医：①心跳比平时明显加快，有心律不齐、心悸、心率先快而后突然变慢；②运动中或运动后即刻出现胸痛、咽喉部疼痛、窒息感或其他疑似心绞痛症状；③眩晕、头痛、意识混乱、出冷汗或晕厥；④严重气短、一过性失明或失语；⑤一侧肢体突然明显无力、身体的某一部位突然疼痛或麻木等。

63. 为什么说运动能让血管青春永驻

生命在于运动，血管亦然。美国心脏学会对年轻人（平均年龄27岁）与老运动员（平均年龄65岁）进行了比较研究，结果表明，长期有规律的体力活动或运动，能保护人的血管内皮，避免因年龄增长而导致的血管老化，并能使老年人的血管功能像年轻人的一样好。研究表明，老年运动员血中自由基的水平与年轻人一样低，而不爱运动的老年人则自由基水平较高。

运动能使血管青春长驻的奥秘之一在于，运动能提升体内的高密度脂蛋白胆固醇水平，即俗称的"好胆固醇"。"好胆固醇"好就好在颗粒小、密度高、可自由进出动脉血管壁，能清除沉积在血管壁、引起动脉硬化的低密度脂蛋白，使动脉壁免遭侵蚀，故又享有"血管的清道夫"之美称。

每日运动半小时，如走路、骑自行车、游泳、打门球、打乒乓球、慢跑、游泳、爬楼或登山，都能起到减肥消脂的作用，提高血管"年轻化"程度，防止变老。

如果饭前适度运动，保护血管的效果更好。研究表明，享受丰盛的饭菜前进行较长距离的散步，可减少脂肪对血管功能的损害，含有较多脂肪的食物能使血脂水平短暂升高，也能对血管内皮的功能造成损害，而运动可将这种损害降到最低程度。

64. 有氧运动有利于提高心脏的功能吗

有氧运动是指运动时有充足的氧气供应，以有氧代谢为主要能量来源的运动。有氧代谢是人体内最彻底的代谢形式，只产生二氧化碳、水，几乎不生成对身体有害的物质。

进行有氧运动能够改善锻炼者的心肺功能，使心室容积增大，心肌变得强壮，搏动更加有力，提高心脏泵血功能；有氧运动能够提高血液中的高密度脂蛋白，减少冠心病和血管硬化的可能性；并能促进锻炼者呼吸加深、加快，直接提高了肺活量和吸入氧气的能力。

有氧运动可以分为两类。①周期性运动：有固定的动作周期、为运动时不断重复固定动作的运动。如走、跑、骑车、游泳、爬楼梯、划船等。②非周期性运动：没有固定的动作周期，为运动时动作不断变化的运动。如球类运动、体操、健身操、舞蹈等。

（1）步行及慢跑：步行和慢跑是最简便易行的周期性有氧运动，对改善心肺功能、提高摄氧量效果最好。一般漫步为1～2千米/小时，散步为3千米/小时，慢步为5千米/小时，疾步为6千米/小时，慢跑为5～8千米/小时。步行及慢跑宜在优美环境中进行，可在清晨或傍晚进行，每次30～60分钟，持之以恒。步行时应选择平坦道路，步幅均匀，步态稳定，呼吸自然，防止跌跤。慢跑虽然容易取得锻炼效果，但老年人、心功能有明显损害者、体质较差者，不宜贸然从事。

（2）骑自行车：在我国几乎家家有自行车，人人会骑，并可结合上下班进行锻炼。应将车座高度和车把弯度调好，行车中保持身体稍前倾，避免用力握车把。但一般骑车速度，摄氧量很低，如8千米/小时相当于2～3METS（心脏功能容量，1METS=3.5毫升/千克•分钟的氧），10千米/小时只相当于3～4METS，强度偏小，为加大负荷，可以不把车胎的气充得很足。骑车因交通拥挤，精神容易紧张。因此，可在晨间或运动场内进行，一定要注意安全。使用健身车可在室内进行运动，优点是负荷量容易调整，运动量容易计算。

（3）游泳：体力较好、原来会游泳、具有条件、能长期坚持者，可以从事游泳锻炼。游泳可使摄氧量增高。游泳前要做好准备活动，避免时间过久，引起肌肉痉挛。

（4）乒乓球、篮球：球类运动趣味性高，适合长时间的锻炼，应注意锻炼的强度。

（5）太极拳：太极拳动作舒松自然，动中有静，对老年人和慢性病患者尤其适合。

❋65．为什么心血管病患者不宜晨练

研究表明，人们在早晨起床以后，大约清晨6时左右血压开始逐渐升高，心率也逐渐加快，到上午10时达到最高峰。此时如果有剧烈活动，最易发生意外。

早晨的血流量最少。在狗身上做的实验表明，下午4时狗的冠状动脉左旋支的血流量，比上午8时的血流量要高出13%。

血小板的聚集力在早晨6～9时明显增强，血液的黏稠度也增加，因而导致血液的凝固性增大，发生心脑血管梗死的机会增多。

早晨起床以后人体血液中的肾上腺素和去甲肾上腺素水平会比平常时间明显增高。这两种激素会引起躯体血管和负责心脏自身供血的冠状动脉都收缩，结果血压升高，心肌缺氧而易发生危险。

经过一夜睡眠，人体内的水分随呼吸道、皮肤和小便等丢失。这使机体的水分代谢入不敷出，使全身的组织器官以至细胞都处于一种失水状态。而由于水分的丢失，血管内的血液也变得黏稠，因而易发生血栓栓塞。

预防晨练给心血管病患者带来的威胁，可采取如下措施：①动作幅度不宜过大。早晨醒来以后，应继续在床上躺几分钟，然后再缓慢起床。切记不要立即起身，起床的时候，动作也不要过猛。②锻炼时间。时间最好改为晚上，并根据自身情况选择力所能及的运动，如散步、慢跑、快走、太极拳、气功、健身及形体操等，切记不要从事剧烈活动。另外，要选择自己熟悉的场地锻炼，以防因天黑看不清楚，而发生意外。③适时补水。早晚一杯水，大有好处。为了补充晚上睡眠时丢失的水分，避免发生血液黏稠，在晚上睡觉前和早晨起床后各喝一杯凉开水或温开水，必要时，在夜间醒来的时候，还可以再喝一杯。④服用药物：

高血压和冠心病患者起床后，在喝水的同时，最好服用降压药和扩张冠状动脉药，以避免血压波动和上升过快及心脏供血不足。中老年人清晨最好服用小剂量（50～100毫克）的肠溶阿司匹林。

✳ 66. 跳绳可防心血管病吗

预防心血管病要从运动开始，摈弃不良饮食习惯和不良嗜好，坚持各种有氧代谢运动，特别是在青少年中开展跳绳运动，从而拥有健康的心脏、美好的生活。

心血管病大多发生在中年以后，但病却是从青少年时期不良生活习惯中逐渐形成的，因此控制危险因素要从青少年抓起。目前青少年中肥胖、吸烟的不在少数，虽然现在中国与其他国家地区相比还是冠心病的低发区，但如果不加以控制，很可能为不良的生活习惯付出代价。所以要培养良好的运动习惯：坚持快走、慢跑、跳绳、游泳、跳健身舞等以锻炼耐力为目的的有氧代谢运动，每日运动30分钟，每周至少运动5天，至少应做到尽量不乘电梯而爬楼梯、少坐车、多走路。

在青少年时就常坚持开展跳绳活动，可有力预防心血管病，因为它是对付肥胖、预防高脂血症和高血压最切实可行的方式，也是一个很好的、锻炼耐力的有氧代谢运动。

✳ 67. 高血压患者为什么要适量运动

体力活动不足、缺少运动锻炼是高血压等生活方式病的重要危险因素之一，耐力性运动训练或有氧运动训练有中等强度降压作用，坚持适量运动是防治高血压的有效措施之一。经常运动锻炼对预防和控制高血压是十分有益的，通过运动可使收缩压下降11毫米汞柱，舒张压下降6毫米汞柱，体力活动和运动锻炼除对高血压患者有降压作用外，还可减轻体重，预防心血管病，提高生活质量。

（1）适量运动有助于改善大脑皮质和血管运动中枢的功能，降低交感神经兴奋性，纠正自主神经系统失衡状态。

（2）适量运动增进心脏舒缩功能，促使心输出量增加，外周血流通畅，血压下降。适量运动改善肾血流动力学，增强肾功能，促进钠的排出。适量运动增强心血管储备功能，纠正异常升压反应，改善血流动力学反应。

（3）适量运动改善机体某些代谢异常，如提高胰岛素敏感性，改善胰岛素抵抗，降低血总胆固醇与低密度脂蛋白胆固醇，提高高密度脂蛋白胆固醇等。

（4）降低血黏稠度，提高血液流变性，改善微循环，增强物质代谢的氧化还原和组织内的营养过程。

（5）发展机体和血液循环的代偿机能，改善和恢复患者的一般全身状况。

（6）减轻应激反应，稳定情绪，抑制心身紧张，消除焦虑状态。

（7）适量运动对增强体质、振奋精神、调动人体内在潜力和积极参与疾病防治的主动性是十分有益的，有助于增强战胜疾病的信心和提高接受治疗的顺应性，从而消除各种负性情绪，促进生活质量的提高。

✱ 68. 高血压病患者如何控制运动量

医疗体育的运动量相当于药物治疗中的剂量，对运动的效果和运动安全有直接的影响。高血压患者康复保健的医疗体育确切掌握适当的运动量是一个重要的问题，目前认为最佳运动量的判断标准是以心率作为指标。

首先我们应当了解什么是最大心率。所谓最大心率，就是某个年龄段上限运动时应当达到的最快的心跳数。可用以下公式进行大致的估计：最大心率＝220－年龄。除非患者必须进行某种特殊检查（如运动试验），一般不应让患者的运动量达到最大心率。

接着需要了解靶心率的概念。所谓靶心率是既安全又能达到锻炼目的的心率，可用下列公式计算：靶心率＝最大心率×70%。因为心率不是固定不变的，所以靶心率有一个波动范围，大约为±10%。例如，一位年龄60岁的高血压患者的运动量控制标准计算如下：

高血压患者年龄＝60岁，最大心率＝220－60＝160次/分，靶心率＝160×

70%＝112次/分，实际靶心率波动范围＝112±（112×10%）＝101～123次/分。

一般在开始运动锻炼时靶心率应保持在较低的水平，经过8～12次的长时间训练后，可适当接近高水平，但不应超过靶心率。

患者如果延长运动时间，可以保持较低水平的运动量。例如，50分钟的强有力的散步大约相当于20分钟慢跑的运动量。所以把较多的时间安排做低水平运动量的锻炼，也可达到医疗运动的效果。这种方法更适合于老年高血压及有某些并发症的患者。一种理想的训练是使心率达到靶心率，并维持20～30分钟，这里强调的是心率（或脉率），而不是讨论运动形式。所以高血压患者应根据身体状况与爱好，选择参加一些力所能及的医疗体育运动。每周运动5次以上，每次20分钟，就可达到锻炼效果。这种医疗体育运动长期坚持，对调节血压、改善心血管功能有良好效果。需要注意，血压水平超过220/110毫米汞柱应列为禁忌对象。

✳ 69. 运动与冠心病之间有何关联

冠心病患者不能光靠药物治疗，应该采取综合疗法，运动是不可缺少的。临床实践证明，各种类型的运动均可改善冠心病患者的病情，但以有氧代谢运动效果最佳。所谓有氧代谢运动，系大肌肉群的运动，例如慢跑、游泳、快走、打太极拳、骑自行车等。这些全身性运动主要是运动与吸氧有关的器官和组织（如心、肺和血管），运动中有力而加快的呼吸，使肺吸入更多的氧气供心脏及血管利用，从而促进新陈代谢，加速冠状动脉和心肌病变的恢复。

不仅如此，坚持有氧代谢运动，还可使血液中高密度脂蛋白水平升高，而高密度脂蛋白有降低血中胆固醇水平的作用，它能把沉积在血管壁上的胆固醇分离并转运出去，从而减轻动脉粥样硬化，软化血管。而且，冠心病患者坚持有氧代谢运动，可提高心脏的应变力，减少心源性猝死的机会。

冠心病患者参加有氧代谢运动，科学合理的方法是从小运动量开始，遵循缓慢柔和的原则，逐步增加运动量，运动强度不宜过大。临床实践表明，40岁以上的心脏病患者，运动时最高心率以不超过每分钟120次为宜，有心绞痛史患者运动时的最高心率宜在110次以下。过快过强地提高运动强度，都有可能导致运动时危险性增加。

为了安全从事有氧代谢运动，开始运动之前，冠心病患者应常规做静息时的心电图；平时静坐过多的职业，应做运动试验，即在踏车或在活动平板上行走时进行心电图的监测与记录。征得医生的同意后方可实施运动计划。在运动中一旦出现胸闷、胸痛、极度疲乏或其他症状，应立即停止运动，并求助于医生。

近年来研究证实，体力活动少、缺乏运动和冠心病的发生有关，因此进行适当的运动，对冠心病患者的康复是大有裨益的。这些益处主要表现在以下6个方面：①运动可以扩张冠状血管，促进侧支循环的形成，改善心肌供血，增加心脏泵血功能。②运动可以降低血甘油三酯、低密度脂蛋白水平，提高高密度脂蛋白水平，从而可以防治动脉粥样硬化的形成及其继发的冠心病，对防止血栓的形成和心肌梗死的发生有重要意义。③运动是减肥的重要措施，很多冠心病患者过于肥胖，而过于肥胖者因心血管疾病致死的较正常体重者多62%。④运动可以改善骨骼肌代谢，减少运动时的能量需求量，从而减轻心脏的负荷，增加心功能贮备，并改善体力。⑤运动是防治高血压病的有效辅助方法，而高血压又是冠心病的易患因素。⑥运动可以放松情绪，增加冠心病患者的生活乐趣，这对冠心病患者的身心健康都有好处。

✳ 70. 冠心病患者做多大量的运动合适

不同年龄、不同体质、不同类型的冠心病患者，在运动量的要求上应有区别。冠心病患者运动量过大，会使心脏负担过重，易引发心绞痛或其他症状，甚至引起猝死；运动量太小，又达不到增强心脏工作能力的目的。那么适合的运动量是怎样的呢？一般认为，可以用3个指标来判断：

（1）运动的强度接近于但未达到引起心绞痛的程度。

（2）运动的强度应为极限活动强度的80%左右。

（3）根据运动时心电图的变化，确定引起缺血性改变的心率，运动时的最高心率不应超过这个水平。专家们认为，40岁以上的冠心病患者运动时的最高心率在104~124次/分之间。通常来说，患者锻炼时，心率不超过110次/分，一般不会引起心绞痛。

一般认为，能符合以上条件的运动量是适合冠心病患者的。适宜的运动能增强体力，而不适宜的运动，特别是超负荷的运动，则是弊多利少的不明智之举。冠心病患者应关心自己的健康，选择好适合的运动量。

✳71. 急性心肌梗死康复期能不能运动

以前只主张在冠心病非急性期进行体疗康复，尤其是在急性心肌梗死中，急性期的处理中要求绝对卧床休息，而严禁体力活动。认为运动容易引发心脏并发症，尤其是使患者有突发猝死的倾向。现在，人们正在打破这一惯例。随着冠心病治疗药物与技术的开发和改进，监测措施的不断改善，冠心病患者运动所致的死亡率正逐渐下降。

越来越多的临床实践支持急性心肌梗死的早期运动康复，特别是急性期的运动康复。急性心肌梗死早期体疗康复可以提高医疗效果，减少急性心肌梗死并发症，改善预后，缩短住院时间，并为出院后恢复期康复打下良好基础。但并不是所有的患者都可以进行康复锻炼。而且随着患者住院时间缩短，更多的是患者出院后的自我锻炼，患者必须对自己锻炼的后果负责，因而，对患者日常耐受力的评价、对患者康复锻炼的咨询和教育已成为住院患者康复的重要方面，其中最重要的是搞清楚康复锻炼的适应证和禁忌证。

✳72. 心肌梗死后如何康复训练

心肌梗死经治疗可以恢复，但防止复发十分重要，因为心肌梗死复发的死亡率很高。以前的观点是心肌梗死发生后，经过救治脱险，但必须绝对卧床2个月来防止复发，2个月后下床活动。经过多年的医疗实践发现，心肌梗死脱险后，

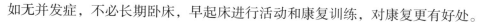

如无并发症，不必长期卧床，早起床进行活动和康复训练，对康复更有好处。

起床活动和康复训练，最好在医护人员的监护下进行。根据国外资料介绍，按照个人的实际情况，掌握活动量适当和循序渐进的原则，按照以下步骤进行：

（1）最初脱险后的数日内，应保持最低的活动量，刷牙、洗脸、吃饭、静坐，以及上半身活动都在床上进行。然后，在卧位进行呼吸操、肢体远端活动，关节屈伸，练习持续2～3周。但是，如果有出现相关不适症状，应立即停止。

（2）在身体、精神、情绪都已基本稳定后，开始下床，在室内自行走动和饮食，处理个人卫生等，持续2～3周。

（3）经过多天的室内活动无异常情况后，可到室外走廊行走，每次以50米为限，然后回房休息，连续2～3周。

（4）身体情况稳定后，室外行走可增加到每次100米并上下台阶1～3级，连续2～3周。

（5）在身体稳定，体力逐渐恢复的情况下，室外散步行走每次可增加到200米，并上下台阶3～4级，连续2～3周。

（6）室外散步行走，每次增加到400米，上下台阶5～6级。然后600米，上下台阶7～8级，分别持续3～4周。

（7）进行上下楼梯训练。第一次上下10级。身体无感负担后增加到20级。再增加到30级、40级、50级等。都必须在安全稳定的情况下循序渐进，逐步提高，每增加级数一次要稳定1～2周后，再增加。

（8）在身体恢复训练的后期，除了定时定量的行走外，可进行静养功、松静功和体操锻炼。进一步，可进行骑自行车、划船、爬楼梯等强度适当的有氧锻炼，并逐步恢复正常生活。在家人或医生监护下逐步增加运动负荷，选择一些有氧耐力性运动项目，提高心肌梗死后的有氧代谢能力，改善心脏功能。

73．高脂血症患者如何锻炼

在体育疗法中，还有多种体育锻炼方法有助于高脂血症患者降低血脂，并兼有减肥强身的作用，如骑自行车、游泳、登梯、爬山、球类运动等，只要全身心地投入进去，经常锻炼，持之以恒，必将收到比较满意的防治效果。现将上述多项活动的调脂机理简述如下，以供读者参考。

骑自行车是一种眼手身腿并用的全身性运动，骑车有益于提高心肺功能和消化功能，还能促进血液循环和新陈代谢，以每小时10～15千米的速度锻炼，每日运动30～60分钟，可起到较明显的降血脂作用，并兼有减肥作用。此项运动适用于中老年高脂血症患者，研究表明，骑车消耗的能量与路面坡度和负载有关，所以，如果体力好者要增加运动强度，可选择有一定坡度的路段，或者负重锻炼。需要注意的是：在人群较密集的地方，速度不可太快，以防止碰撞跌倒；骑车前要检查车况，如刹车、车铃、轮胎等，防止运动中的意外；遇有雨雾冰雪天气，暂停骑车锻炼，可选用其他方法；如果骑车中出现心慌、气闷、头昏等不适时，要及时下车休息，必要时须去医院检查诊疗。

游泳能增强人体四肢肌力，改善关节功能，改善肺组织弹性，增加膈肌的活动度，从而提高呼吸功能。游泳有明显改善新陈代谢的作用，据测定，游泳者每分钟可消耗能量209～293千焦，经常游泳适宜于高脂血症患者调脂减肥。对于中老年高脂血症患者（及兼有肥胖症者）来说，每次游泳时间不宜超过1小时，且游泳前要做好准备活动，入冷水前要先用冷水擦身，不要到水层复杂及河岸陡峭处游泳。高脂血症患者并发心肺疾病、高血压病、精神病及皮肤病等患者，以及酒后、妇女经期、饭后，均不适宜游泳锻炼。如果出现抽筋、溺水等意外，应立即停止游泳，尽快出水，必要时急送医院治疗。

登梯是一种向上攀登的步行，它较之一般步行所做的功和运动强度要大得多。登梯能够明显地增强心肺功能，不仅可增强下肢肌力、提高骨关节活动功能，而且对消化系统、内分泌系统也有明显的增强作用。我国著名老中医干祖望教授已年逾九十，主张"多站多走多爬梯"，直到现在仍坚持上班，上至8楼以上仍坚持健步登梯而不用电梯，精神爽朗，身体健康。此项运动适合于中青年及老年高脂血症患者锻炼，对于老年人来说，由于登梯运动量比步行大，所以每次登梯时间不宜超过10分钟，中间可适当休息片刻；而且，要注意以不引起过度疲劳为限。年老体弱者开始可依靠扶手练习，以后逐步放掉扶手，尤须重视的是，如果兼有眩晕、平衡功能不良症状者不适合登梯，否则会发生跌倒等意外。

爬山是古往今来许多长寿者尤其钟情的锻炼项目，上至古代的药王孙思邈，及至近代为人们熟知的马寅初、张大千、徐特立等，他们的健康长寿，在很大程度上得益于爬山的健身作用。现代研究表明，爬山对全身各系统都有显著的锻炼作用，可以锻炼全身关节和肌肉，并可提高心肺功能，提高代谢能力，降低血脂并起到减肥作用，坚持经常一定量的爬山锻炼，还能促进骨髓的造血功能。

球类运动涉及面很广，内容十分丰富，如篮球、排球、足球、羽毛球、网球、乒乓球、门球、保龄球等，都为人们所熟知和喜爱。球类运动适合于中老年高脂血症患者（及兼有肥胖症者）选作健身运动。球类活动一般是集体活动，适合自己的实际情况，在充分准备并全心投入中，不仅可提高身体素质，而且可培养浓郁兴趣。对老年且体质较弱的高脂血症患者宜选择乒乓球、羽毛球、门球等活动，这类活动对人数要求不高，只需2～3人即可，每次尽兴锻炼30分钟，长期坚持，有较好的辅助降低血脂及减肥效果。

健身器材锻炼已成为人们户外运动的有效补充，现今愈来愈受到关注。目前，市场上的健身器材品种齐全，对中老年高脂血症（及兼有肥胖症者）来说，选用跑步机、腹部弯腰机、腿部屈伸器、健身梯、健腹器等，做适合于各自需要的强度及定量的锻炼，是十分有益的，不仅有助于降低血脂，而且对减肥等也有明显的作用。运用健身器材锻炼中要循序渐进，从低强度、短时间开始，以后逐渐增加运动量。中老年人锻炼时不可操之过急，用力过猛，以防肌肉拉伤和关节扭伤等，老年人锻炼时间以10～15分钟为宜。如果高脂血症并发（或伴发）高血压病、冠心病者，最好选用兼有心电监护装置的健身器，如功率自行车等。需要注意的是，锻炼中出现头晕、心悸、心前区疼痛等症状，应立即停止锻炼，必要时去医院诊治。一般说来，锻炼前宜做一些准备动作，锻炼后做一些整理运动，以放松全身肌肉，避免肌肉的过度紧张。

74. 心律失常患者适合什么样的运动

心律失常患者是否可以参加运动及适合什么样的运动是由患者的心脏代偿功能来决定的。原则上，心律失常患者可以进行体育锻炼。但必须个体化，根据患者体质、患病种类、心律失常的严重程度及运动对病情的影响等，决定是否进行体育锻炼，以及采用何种锻炼方式最为合适。

对于心率较慢的患者，如窦性心动过缓，运动后可使心率加快，增加心排血量。3相阻滞的患者，当心率慢时出现束支传导阻滞，当心率快时束支传导阻滞就消失。说明运动对患者有一定好处。类似情况可以考虑进行体育锻炼。

对于心率较快的患者，特别是心动过速者，心率本来比较快，若跑步运动后心率更快了，严重降低心排血量而引起并发症。因此心率偏快的患者不宜做剧烈运动。但可根据病情考虑做一些柔和的运动，如散步、打太极拳、做气功等。

对患有期前收缩（早搏）的患者，无论是患有房性早搏或室性早搏，一般应根据运动后早搏的变化而定。运动后早搏减少，则考虑适当运动。如运动后早搏加重了，原来是偶发性室性早搏，运动后变成多发、多源性室性早搏，说明心肌条件比较差，不能进行剧烈运动。

适度的体育锻炼能有助于神经和血液循环得到改善，对心脏有加快心率、加强传导的作用，并能促使心肌的侧支循环增加，改善心肌供血。参与适当的、力所能及的体育活动，对心律失常是有益的。但较重的心律失常，如频发室性早搏、高度房室传导阻滞等严重心律失常，则要卧床治疗，严禁活动。

一般来说，得了心律失常的心脏病患者适合做的运动有：散步、慢跑、太极拳、八段锦、保健操等。运动中应保证自我感觉良好，不伴有胸闷、胸痛、心慌、气短和咳嗽、疲乏等，若有上述不适发生，则应立刻停止运动。由于剧烈运动时心脏负担会大大加重，致使有病的心脏不能承受，加重心律失常和心力衰竭，甚至会引起脑血管病变或忽然死亡。

五、防治心血管病从心理调适做起

✱75. 引起心血管病的社会心理因素有哪些

心理压力引起心理应激，即人体对环境中心理和生理因素的刺激做出的反应，如血压升高、心率加快、激素分泌增加等。少量的、可控制的心理应激对人体无害，是人类适应环境和生存所必需的生理功能。但过量的心理反应，尤其是负性的心理反应会增加心血管病患病危险，是心血管病的危险因素。引起心理压力增加的原因主要有抑郁症、焦虑症、A型性格（一种以敌意、好胜和妒忌心理及时间紧迫感为特征的性格）、社会孤立和缺乏社会支持。

心理应激增加心血管病危险的主要机制是：①引起神经内分泌功能失调；②诱发血压升高和心律失常；③引起血小板反应性增多等。这些都是促进动脉粥样硬化和血栓形成的因素。另外，长期负性情绪或过度的情绪波动会诱发冠状动脉收缩，粥样斑块破裂，从而引发心脑血管急性事件。对已有心血管病的患者，心理应激会使病情恶化和容易再次引发心脑血管急性事件（复发）。

预防和缓解心理压力是心血管病防治的重要方面。社会进步会增加（而不是减少）心理压力，因此构建和谐社会十分重要。这包括创造良好的心理环境、培养个人健康的社会心理状态。纠正和治疗病态心理是心血管病防治的一项重要工作。病态心理的诊断主要依靠临床观察和询问（本人及亲朋好友、同事等）以及各种心理评估量表，由医学心理专业及心理咨询工作人员完成。必要的生理生化检验对诊断有一定帮助。预防和缓解心理压力的主要方法为：①避免负性情绪；②正确对待自己和别人，正视现实生活；③有困难主动寻求帮助；④处理好家庭和同事间的关系；⑤寻找适合自己的心理调适方法；⑥增强承受心理压力的抵抗力，培养应对心理压力的能力；⑦心理咨询是减轻精神压力的科学方法；⑧避免和干预心理危机（一种严重的病态心理），一旦发生必须及时求医。

临床医生应掌握一般的心理干预指导方法，如病情复杂应及时转专业机构诊治。

✳ 76. 高血压病患者如何心理调适

（1）避免增加心理负担：部分高血压病患者发现血压增高后，思想负担很重，情绪极不稳定，终日忧心忡忡，结果使血压增高，病情加重；有的患者出现消极沮丧、失去信心的不良心理，觉得自己给家庭和社会带来负担，成为"包袱"，不愿按时服药，不肯在食疗、体疗等方面进行配合，等待"最后的归宿"；也有的患者因一时血压水平的不理想，对治疗失去信心，变得焦躁不安，怨天尤人。虽然高血压病的治疗目前尚缺乏治本的方法，需要长期作战，但若能避免增加心理负担，改变生活方式，自我进行安慰，家人多给予心理支持和生活上的体贴，病情是可以控制的，并发症是可以减少的。

（2）注意保持心境平和、情绪乐观：人在紧张、忧愁、愤怒、悲伤、惊慌、恐惧、激动、痛苦、嫉妒的时候，可出现心慌、气急和血压升高，甚至导致脑血管痉挛或破裂而造成脑卒中致死。所以高血压病又称为心身疾病。除了药物治疗外，保持心境平和、情绪乐观十分重要。遇到不满意的人和事，要进行"冷处理"，避免正面冲突，遇事要想得开，切忌生闷气或发脾气。还应培养多种兴趣，多参加一些公益活动及文娱体育活动，做到笑口常开，乐观松弛。

（3）纠正猜疑心理：有的高血压病患者一旦确诊高血压病，便把注意力集中在疾病上，稍有不适便神经过敏，猜疑血压是否上升了，是否发生并发症了，终日忧心忡忡。有的患者看了一些有关高血压病的科普读物，或报刊上的科普文章，便把自己的个别症状及身体不适进行"对号入座"，怀疑自己毛病加重，或百病丛生，对医生的解释总是听不进去，有时总是希望医生说自己病情严重，有点头晕头痛，便怀疑是否有脑卒中的危险，有点肢体麻木便断定是脑卒中先兆。疑虑越多，血压反而越高，病情反而加重，终日心烦意乱，无所适从。有的患者因为猜疑过多，对治疗失去信心，往往借酒消愁，借烟解闷，使原来不太高的血压骤然升高，使原本不太重的病情日趋加重。所以建议高血压病患者应培养多种兴趣爱好，把对疾病的注意力进行转移，以逐步把血压降至正常范围或接近正常范围。

✳ 77. 高脂血症患者如何进行心理治疗

高脂血症及相关患者的消极情绪对疾病的康复极其不利，所以在进行心理调护时必须给予重视。恐惧是由某种危险情景引起的情绪。一般强度的恐惧对身体危害不大，强烈的恐惧会给人带来有害的影响。为克服这种恐惧情绪，医护人员应给予患者有力的心理支持，在患者可能产生恐惧情绪前，向患者介绍情况，使他有充分的心理准备。同时给予患者积极暗示，应以和蔼、耐心的态度对待患者，表现出权威和尊严，使患者对医护人员有信赖感。高脂血症患者的焦虑情绪因人而异。由于其心境持续处于焦虑状态之中，典型表现为长吁短叹，愁眉不展，坐立不安，似乎将灾难临头。有的反复诉说内心的不祥预感；有的自我沉思、楞神，默默抑制痛苦的心情；有的自暴自弃，拒绝服药治疗。解除患者的焦虑情绪，首先要主动接近患者，进行有技巧的谈话，查明原因；其次要向患者介绍有关知识，增强患者对医院的信赖，增强康复信心；第三，进行一定量的休闲娱乐活动，从事一些力所能及的劳动，以解除无聊感，分散注意力；第四，引导患者适当发泄，倾诉积郁，医护人员应耐心、敏锐地观察，减轻患者的心理压力。

医护人员在患者信赖的基础上，要及时向患者反馈各种医疗信息，以增强患者治疗的信心。在沟通中要注意患者接受信息的情况，避免产生误解。帮助患者树立生存的信心和勇气，调整心态，重新寻找自我。向患者指出即使在痛苦中，也能发现生存的意义，人是能够承受痛苦、内疚、绝望和死亡的，关键是能正视它，战胜它，从而获得成功。缺乏生存意识是心理危机的中心问题，在干预的过程中，重建患者的人生观、价值观、责任感和使命感是核心任务。

采用支持疗法，给予心理上的援助。具体做法是采取劝导、启发、鼓励、同情、支持、说服、消除疑虑、再度保证等方式来帮助和指导患者分析认识他所面临的问题，给予权威性的支持，使其增强抵御能力，适应环境。有时还可通过发泄或讨论，让患者把心中的不满、委屈等讲出来，使不良情绪得以缓解或消除。

心理危机的控制是一个全方位的干预，它涉及整个医疗系统。在心理危机的控制过程中除了医院及医护人员因素之外，还要注意对患者接受外界信息的有效控制，如家庭成员不良情绪的传播，亲属及朋友言语不当而导致的不良刺激，经济因素的困扰等，以防刚刚缓解的危机再度恶化。

❋78. 为什么不能让冠心病患者情绪激动

人的情绪对疾病的影响很大，特别对冠心病的影响更为明显。冠心病患者情绪激动时，很可能诱发心绞痛及心肌梗死。因此冠心病患者要尽量避免情绪激动。特别当家中发生不幸事件时，要特别冷静，注意休息，设法保持良好的睡眠，或从事一些轻体力劳动，以引开自己的思路，遣散忧愁、焦虑的情绪。情绪激动可诱发心肌梗死或使病情恶化，故患者宜保持稳定而乐观的情绪。

冠心病患者在聚会、联欢、观看激烈的比赛时，由于情绪激动、交感神经兴奋，儿茶酚胺分泌增多，使心脏活动增强，血压增高，心脏做功量增加，心肌耗氧量增多。在这种情况下，有可能诱发心绞痛、心肌梗死；有的由于血压骤升，可诱发脑血管意外。如有人因观看一场精彩而激烈的球赛导致过度兴奋而猝死；也有在节假日因亲朋好友相聚，乐以忘病，使患者发生急性心肌梗死。

对于病情尚不稳定的冠心病者来说，最好不要参加聚会联欢、观看文体比赛等。如果因工作需要必须参加时，也应在平时服药的基础上，适当增加服药次数和药物用量，并注意保持稳定而乐观的情绪。外出参加各种活动时最好有亲属陪同，并随身携带急救药品。要避免饮用白酒，可采取以水代酒的办法适当应酬，聚会的时间也要有限制。

✳ 79. 如何调节冠心病患者的不良情绪

首先，冠心病患者应该了解自己的病情，了解自己不能经受过大的烦恼，注重自己的身体，凡事想开一些，善于安慰自己，凡事有得必有失，一些好事虽值得高兴，但以后的事不可能都顺利、圆满；一些看起来坏的事其实也给自己许多教训，可以使今后的事做得更好，况且，有些事看起来坏，但也有它有利的一面，有时要对自己的现状满足一些，以保持心理的平衡。

其次，如果突然发生了某些麻烦事，使自己按捺不住愤怒的情绪，这时候，最好先冷静一下，问一下自己事情是不是搞清楚了，最好听听别人的意见，以免自己有偏。如果仍然怒火中烧，就自觉地回避一下，找一些别的事情做，比如可以浇浇花，也可以摔枕头，将怒气发泄出来以减轻心理压力。处理事情的过程中也不要用吵架的方式来解决，因为吵架只会使自己更生气，就像一堆柴被点燃，会越烧越旺。相信吵架的时候做出的决定大多不理智，而且会伤害大家的感情。许多时候，大家争吵的核心是一点点鸡毛蒜皮的小事，但吵架以后，有时几十年的老朋友也会甩手走开，太不值得，"退一步海阔天空"，对大家都更有好处。还要及时将自己的喜怒哀乐向朋友们吐露，听听他们的想法，请他们帮你解决部分问题，并减少自己的心理压力。

此外，还应加强自己的道德修养和文化修养，多看看有关的书，培养一些好的爱好，比如种花、画画、摄影、唱歌、唱戏、养鸟等，可以使心情舒畅，也可转移自己对烦恼事的注意。

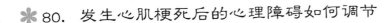

❋ 80. 发生心肌梗死后的心理障碍如何调节

心肌梗死是冠心病中非常严重的一种类型，它就像一枚不定时炸弹，只要不注意就会爆发，且病情重，预后差，使患者产生许多心理障碍。如忧虑、伤感、空虚、急躁、易激动，对小事也会耿耿于怀。认为心肌梗死为"不治之症"而沮丧，对康复没有信心，不愿与医生合作，对自己的前途悲观失望，一蹶不振，思想负担重，生活没有规律，不去改变不良嗜好，得过且过，怀疑病情会日益加重等等。心肌梗死患者心肌受到损害，如存在着这些心理方面的障碍，不仅对疾病的治疗不利，还可能使病情进一步恶化。因而，心肌梗死患者应注重心理调护，及时排除这些心理障碍，使自己在平和、充满信心的心态下配合治疗，促使疾病早日好转。

心肌梗死急性期是危及患者生命的危险阶段，患者常常有持续剧烈的胸痛、胸部紧缩感，并产生濒死感和恐惧感。此时，患者的心肌部分坏死，应尽量避免心脏活动过度，加重病情，因而应尽可能消除患者的恐惧、紧张、焦虑情绪。

心肌梗死急性期时，家属应一再向患者表明到医院进行抢救治疗之后病情就会好转，目前的情况是暂时的，以减轻患者的恐惧与焦虑不安的情绪。患者入院后，一般应立即被送入监护室或抢救室，并被安装上各种先进的监测检查仪器，并有医护人员昼夜监护。表情严肃地换药、加药，气氛的紧张，这些都会使患者感到自己病情严重而紧张、恐惧。此时，医务人员要向患者解释清楚，使用现代化的监护仪器及治疗方法是为了更快地查清病情，使患者更快地脱离危险期，患者只要精神放松，尽量休息即可，使患者有一种安全感，能尽量配合治疗。其次，要避免亲属探视，保护周围环境安静，以防止患者激动、受惊，加重病情。最后，还应向患者强调，在发病期间，只能卧床，大小便及其他事情应由医护人员或家属帮助完成，凡有需要都应开口讲出来，切忌因不好意思麻烦别人而忍耐，以免加重心脏负担而加重病情。在此期间，如能消除患者的情绪波动，使患者能配合治疗，就会为患者顺利度过危险期提供有力的保障。

急性心肌梗死患者经过紧张的抢救后，症状有所缓解，患者开始从恐惧、紧张的情绪中走出，并开始否认自己有病或有病也不至于如此严重。这种想法对患者来说是自然的，是一种心理上的防御反应，可以使患者减少恐惧与紧张，但同时患者不接受自己的病情也为治疗康复带来一些困难。比如某些必要的治疗患者不能接受；恢复过程中病情若有变化，如出现心慌等等，患者会焦虑、恐惧，不能理解。此时，医生应向患者耐心解释病情，介绍将采取的治疗措施，使患者逐渐认识到自己的病情及相关治疗，以更好地配合医护人员的治疗。

另外，随着治疗过程的进展，有将近一半患者在此阶段出现焦虑症状。原因是患者看到此阶段自己如此严重的病情，而联想到对今后工作、生活可能带来的影响及治疗给家庭带来的负担，从而产生了较沉重的思想负担，比如自卑、抑郁、烦躁、情绪低落、易怒等。这种情绪对患者的身体是不利的，这时，患者最需要家属朋友的关心、理解与爱护。及时解除患者的思想负担，使他们能安心治疗。有些冠心病患者希望能减少自己带给家庭、朋友的负担，因而在此阶段急于自行料理起居，并且打算活动活动来观察一下病情恢复的情况。这是不妥当的。因为患者心脏坏死的部分此期间正在修复，心脏的功能还没有完全愈合，活动不当会加重心脏的负担，对康复不利。因此，医护人员应将这些向患者解释清楚，嘱咐患者配合治疗，并按照康复的程序进行治疗。

六、防治心血管病的西医妙招

✳ 81. 高血压的防治原则是什么

高血压的发病危险因素主要是血压偏高（高血压前期）、高盐低钾膳食、超重和肥胖、体重增长过快和过量饮酒。血压升高又是脑卒中、心肌梗死、心衰、肾功能不全等严重致死致残性疾病的主要危险因素之一。当3次非同日诊室测量血压的平均水平收缩压≥140毫米汞柱及（或）舒张压≥90毫米汞柱时，即可诊断为高血压。高血压一经诊断应立即进行全面的诊断评估和危险分层，在此基础上，根据血压水平、伴随疾病、靶器官损害及其他危险因素的情况，决定是否应立即进行降压治疗。高血压治疗的基本原则和有关问题概括如下：

（1）血压水平在160/100毫米汞柱以上的患者应立即开始服用降压药物，同时进行生活方式干预。

（2）血压水平在160/100毫米汞柱以下，140/90毫米汞柱以上，如伴有心血管疾病、靶器官损害及危险因素而处于高心血管病危险状态的患者，也应及早开始降压治疗，同时进行生活方式干预。

（3）血压水平在160/100毫米汞柱以下，140/90毫米汞柱以上，不伴有心血管疾病、靶器官损害及危险因素的患者，可以在密切监测下先进行强有力的非药

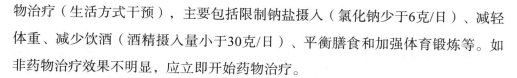

物治疗（生活方式干预），主要包括限制钠盐摄入（氯化钠少于6克/日）、减轻体重、减少饮酒（酒精摄入量小于30克/日）、平衡膳食和加强体育锻炼等。如非药物治疗效果不明显，应立即开始药物治疗。

（4）研究表明，药物降压治疗可有效预防心脑血管并发症，控制高血压的疾病进程。各种降压药物获益的根本原因是血压下降本身，降压外的作用相对较小。噻嗪类利尿剂、β受体阻滞药、钙通道阻滞药、血管紧张素转换酶抑制剂及血管紧张素Ⅱ受体拮抗剂等5大类药物，均可有效控制血压，显著降低心脑血管并发症的发生。这5大类药物可单独或联合使用，作为起始或维持治疗药物。

（5）上述5大类药物由于作用机制不同，对特定的患者、特定的并发症、特定的联合治疗方案，这些药物之间有明显的差异。因此，在降压达标的前提下，应根据药物的副作用、降压外的有利作用和患者有关情况（包括经济条件），选择最合适的药物。

（6）应尽可能选择每天服用1次，能控制24小时血压的长效药物。应尽可能实现降压达标，将血压控制到140/90毫米汞柱以下。糖尿病、伴有心血管疾病或明显靶器官损害的患者，应尽可能将血压控制在130/80毫米汞柱以下。对于高心血管病风险的患者，不仅要致力于降压达标，还必须注意降压达标的过程。应在数周内（而非数天或数月内）将血压控制到治疗目标，冠状动脉储备功能不良的老年患者应尽可能避免将血压降低到120/70毫米汞柱以下。老年人应当平稳降压，并注意监测。

（7）高血压患者发生心肌梗死和脑卒中后继续降压治疗（即使血压已不高）有预防复发的效果。但由于严重的动脉粥样斑块、组织坏死及心肌肥厚等会引起心脏及脑的自动调节功能减低，因此降压一定要缓慢和小心。老年患者尤其要结合颈动脉和其他周围血管的功能状况作出综合判断。

（8）通常，降压药物需长期甚至终身服用。在药物治疗血压达标后不要突然减少用药量或停药，这会引起血压反跳及其他症状（停药综合征）。因此降压治疗过程中换药、减药、减剂量和停药一定要在医生指导下进行。

❋ 82. 高血压患者选用降压药物有何原则

高血压患者应先通过调整精神状态、改善饮食、注意休息、控制体重、加强锻炼、力戒烟酒等综合措施，达到不治而愈的效果。非药物疗法3~6个月若仍不见效，才可在医生的指导下考虑药物治疗。

目前国际上公认的第一线降压药有6大类（包括利尿剂、β受体阻滞药、钙通道阻滞药、血管紧张素转换酶抑制剂、血管紧张素Ⅱ受体拮抗剂和α受体阻滞药），不同的降压药有不同的治疗对象，要正确掌握各类降压药的性能、用法及注意事项，根据每个高血压患者不同的类型和病理生理变化特征选择。此外，还要讲究降压药的联合使用，使各种药物之间取长补短，发挥最佳疗效。如不少作用强的降压药在长期使用中，可导致体内钠潴留，降低了药物效果，这时若配以利尿剂，问题则迎刃而解。

要根据患者实际，做到科学、合理、适度降压。用药时，要密切观察血压变化，灵活调节降压药的剂量和次数，避免血压大起大落，还要注意降压后症状是否有所改善，如果血压虽下降，但头晕头痛症状反而加重，说明降压的幅度要重新调整，以防止矫枉过正。

对医生制定的治疗方案要长期坚持实施，这是一个十分重要而又容易被忽视的问题。有的患者由于怕麻烦或担心一些轻微的药物副作用，常常自行停药，结果血压升高。所以高血压患者一旦服药，就要坚持"持久战"，不能时服时停。

降压药的服药时间和药物剂量同等重要，应在血压达到高峰之前服药效果最佳。一般来说，人的血压一天24小时内是波动的，常有两个高峰（上午8时至9时及下午5时至6时）。因此，若服短效药物时，最好将每次服药时间安排在"高峰"前半小时，每日末次服药时间安排在晚上睡前3~4小时，以免降压药的降压作用和入睡后血压自然下降在时间上重合，防止因血压骤降而发生脑血管意外。

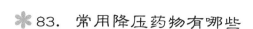

83. 常用降压药物有哪些

目前，最常见的降压药有6大类，即利尿剂、β受体阻滞药（BB）、钙通道拮抗剂（CCB）、血管紧张素转换酶抑制剂（ACEI）、血管紧张素Ⅱ受体拮抗剂（ARB）和α受体阻滞药。

（1）利尿剂：有噻嗪类利尿剂、袢利尿剂和保钾利尿剂。利尿剂是通过利钠排水、降低容量负荷发挥降压作用。利尿剂主要用于轻、中度高血压，小剂量可以避免低血钾、糖耐量降低和心律失常等不良反应。可选择使用氢氯噻嗪12.5毫克，每日1～2次。吲哒帕胺1.25～2.5毫克，每日1次。呋塞米仅用于并发肾功能衰竭时。常用利尿剂的副作用与剂量密切相关，故通常采用小剂量。利尿剂降压起效较平缓，持续时间相对较长，作用持久，服药2～3周后作用达到高峰。适用于轻、中度高血压，在盐敏感性高血压、合并肥胖或糖尿病、更年期女性和老年人高血压有较强降压效果。利尿剂的主要副作用是低钾血症和影响血脂、血糖、血尿酸代谢，往往发生在大剂量时，因此现在推荐使用小剂量。不良反应主要是乏力、尿量增多。痛风患者禁用，肾功能不全者禁用。

（2）β受体阻滞药：降压作用可能通过抑制中枢和周围的肾素-血管紧张素-醛固酮系统（RAAS）。降压起效较迅速，降压作用强有力。适用于各种不同严重程度高血压患者，尤其是心律较快的中、青年患者或合并心绞痛患者，对老年人高血压疗效相对较差。可选择使用美托洛尔50毫克，每日1～2次。阿替洛尔25毫克，每日1～2次。比索洛尔2.5～5毫克，每日1次。倍他洛尔5～10毫克，每日1次。β受体阻滞药可用于心衰，但用法与降压完全不同，应多加注意。β受体阻滞药治疗的主要障碍是心动过缓和一些影响生活质量的不良反应，较高剂量β受体阻滞药治疗时突然停药可导致撤药综合征。虽然糖尿病不是使用β受体阻滞药的禁忌证，但它增加胰岛素抵抗，还可能掩盖和延长降糖治疗过程中的低血糖症，使用时要注意。不良反应主要有心动过缓、乏力、四肢发冷。β受体阻滞药对心肌收缩力、房室传导及窦性心律均有抑制作用，并可增加气道阻力。急性心力衰竭、支气管哮喘、病态窦房结综合征、房室传导阻滞和外周血管病患者禁用。

（3）钙通道阻滞药：又称钙离子拮抗剂。根据药物作用持续时间，钙通道阻滞药又可分为短效和长效。除心力衰竭外钙离子拮抗剂较少有禁忌证。相对于其他降压药的优势是老年患者有较好的降压疗效，高钠摄入不影响降压疗效。对嗜酒的患者也有显著的降压作用。可用于合并糖尿病、冠心病或外周血管病患者。长期治疗还有抗动脉粥样硬化作用。心脏传导阻滞和心力衰竭患者禁用非二氢吡啶类钙离子拮抗剂。不稳定型心绞痛和急性心肌梗死时禁用速效二氢吡啶类钙离子拮抗剂。优先选择使用长效制剂，例如非洛地平缓释片5～10毫克，每日1次。硝苯地平控释片30毫克，每日1次。氨氯地平5～10毫克，每日1次。拉西地平4～6毫克，每日1次。维拉帕米缓释片120～240毫克，每日1次。一般情况下也可使用硝苯地平或尼群地平普通片10毫克，每日2～3次。钙通道阻滞药的主要缺点是开始治疗阶段有反射性交感活性增强，引起心率增快、面部潮红、头痛、下肢水肿，不宜在心力衰竭、窦房结功能低下或心脏传导阻滞患者中应用。

（4）血管紧张素转换酶抑制剂：主要用于高血压合并糖尿病，或者并发心脏功能不全、肾脏损害有蛋白尿的患者。可以选择使用以下制剂：卡托普利12.5～25毫克，每日2～3次。依那普利10～20毫克，每日1～2次。培哚普利4～8毫克，每日1次。西拉普利2.5～5毫克，每日1次。苯那普利10～20毫克，每日1次。雷米普利2.5～5毫克，每日1次。赖诺普利20～40毫克，每日1次。不良反应是刺激性干咳和血管性水肿。高钾血症、妊娠妇女和双侧肾动脉狭窄患者禁用。

（5）血管紧张素Ⅱ受体拮抗剂：常用的有氯沙坦（科素亚）、缬沙坦（代文）、替米沙坦（美卡素）、厄贝沙坦（安博维）等。氯沙坦降压作用起效缓慢，但持久而稳定。最大的特点是直接与药物有关的不良反应少，不引起刺激性干咳，持续治疗的依从性高。一般用法为氯沙坦50～100毫克，每日1次，缬沙坦80～160毫克，每日1次。虽然治疗对象、禁忌证与ACEI相同，但ARB有自身治疗特点，与ACEI并列为目前推荐的常用5大类降压药中的一类。

（6）α受体阻滞药：主要用于治疗高血压。对心力衰竭和冠心病的疗效没有被证实。作用于中枢的α受体阻滞剂（如可乐宁）由于其副作用较明显目前已经很少使用。主要作用于外周的α受体阻滞剂常用的有哌唑嗪、多沙唑嗪、乌拉地尔等。

此外，在选择药物时常需要多种药物联合，有时也采用固定复方制剂，就是把两种降压药按一定配比组合在一起，做成一片药，这样服用起来比较方便。大家所熟知的降压0号、复方降压片（即复方利血平片）就是较早的固定复方制剂，降压效果较好，但因为含有副作用较大的利血平等成分，现在已经不作为一线药物使用。新型的复方制剂包括：厄贝沙坦氢氯噻嗪、缬沙坦氢氯噻嗪、缬沙坦氨氯地平、培哚普利氢氯噻嗪等，这些制剂都是以最适合搭配的种类按固定剂量组合成一片药，因此降压效果较好。

✳84. 如何治疗高血压危象

（1）迅速降压：治疗目的是尽快使血压降低至足以阻止脑、肾、心等靶器官的进行性损害，但又不导致重要器官灌注不足的水平。可选用下列措施：①硝普钠。30～100毫克，加入5%葡萄糖溶液500毫升，避光静脉滴注，使用时应监测血压，根据血压下降情况调整滴速。②二氮嗪。200～300毫克，于15～30秒钟内静脉注射，必要时2小时后再注射。可与呋塞米联合治疗，以防水钠潴留。③拉贝洛尔。20毫克缓慢静脉推注，必要时每隔10分钟注射1次，直到产生满意疗效或总剂量达200毫克为止。④酚妥拉明。5毫克缓慢静脉注射，主要用于嗜铬细胞瘤高血压危象。⑤人工冬眠。氯丙嗪50毫克，异丙嗪50毫克和哌替啶100毫克，加入10%葡萄糖溶液500毫升中静脉滴注，亦可使用其一半剂量。⑥对血压显著增高，但症状不严重者，可舌下含服硝苯地平10毫克，卡托普利12.5～25.0毫克。或口服哌唑嗪1～2毫克，可乐定0.1～0.2毫克或米诺地尔等。也可静脉注射地尔硫䓬或尼卡地平。降压不宜过快过低。血压控制后，需口服降压药物，或继续注射降压药物以维持疗效。

（2）制止抽搐：可用地西泮10～20毫克静脉注射，苯巴比妥钠0.1～0.2克肌内注射。亦可予25%硫酸镁溶液10毫升深部肌内注射，或以5%葡萄糖溶液20毫升稀释。

（3）脱水、排钠、降低颅内压：①呋塞米20～40毫克或依他尼酸钠25～50毫克，加入50%葡萄糖溶液20～40毫升中，静脉注射。②20%甘露醇或25%山梨醇125～250毫升，静脉快速滴注，半小时内滴完。

（4）注意其他并发症的治疗。对主动脉夹层分离，应采取积极的降压治疗，诊断确定后，宜施行外科手术治疗。

❋ 85. 如何治疗低血压

生理性低血压状态一般不需要特殊治疗，但应定期随访，因为某些所谓生理性低血压状态在一定情况下，可能转变为低血压病，也可能原属病理性低血压病，只是早期未能发现有关病理改变而误认为是生理性低血压状态。原发性低血压病的治疗包括以下几点：

（1）饮食营养。应给予高营养、易消化和富含维生素的饮食，适当补充维生素C、B族维生素和烟酸（维生素PP）等。适当饮用咖啡、可可和浓茶，有助于提高中枢神经系统的兴奋性，改善血管舒缩中枢功能，有利于提高血压和改善临床症状。此外，饮用蜂蜜或蜂王浆也有裨益。

（2）适当参加运动和医疗体育。如医疗体操、保健操、太极拳、气功、按摩及理疗等有助于改善心肺功能，提高血压。

（3）药物。对于上述治疗无效且临床症状严重者，可酌情使用小剂量激素，如9-α氟氢可的松0.1克/日开始，根据治疗反应逐渐增加剂量，本药具有水钠潴留作用，通过增加血容量而提高血压。必要时可辅以咖啡因、麻黄碱（15～30毫克，1～3次/日）和盐酸士的宁肌内注射。此外，根据临床症状可予以对症治疗。

❋ 86. 发生猝死时如何心肺复苏

据统计，美国每年心血管病人死亡数达百万人，约占总死亡病因1/2。而因心脏停搏突然死亡者60%~70%发生在院前。因此，美国成年人中约有85%的人有兴趣参加心肺复苏（CPR）的初步训练，结果使40%心脏骤停者复苏成功，每年抢救了约20万人的生命。心脏跳动停止者，如在4min内实施初步的心肺复苏，在8min内由专业人员进一步心脏救生，死而复生的可能性最大，因此时间就是生命，速度是关键，初步的心肺复苏按ABC〔A（airway），保持呼吸顺畅；B（breathing），口对口人工呼吸；C（circulation），建立有效的人工循环〕进行。

先判断患者有无意识。拍摇患者并大声询问，手指甲掐压人中穴约5秒，如无反应表示意识丧失。这时应使患者水平仰卧，解开颈部钮扣，注意清除口腔异物，使患者仰头抬颏，用耳贴近口鼻，如未感到有气流或胸部无起伏，则表示已无呼吸。

A. 保持呼吸顺畅：昏迷的病人常因舌后移而堵塞气道，所以心肺复苏的首要步骤是畅通气道。急救者以一手置于患者额部使头部后仰，并以另一手抬起后颈部或托起下颏，保持呼吸道通畅。对怀疑有颈部损伤者只能托举下颏而不能使头部后仰；若疑有气道异物，应从患者背部双手环抱于患者上腹部，用力、突击性挤压。

B. 口对口人工呼吸：在保持患者仰头抬颏前提下，施救者用一手捏闭的鼻孔（或口唇），然后深吸一大口气，迅速用力向患者口（或鼻）内吹气，然后放松鼻孔（或口唇），照此每5秒钟反复1次，直到恢复自主呼吸。每次吹气间隔1.5秒，在这个时间抢救者应自己深呼吸1次，以便继续口对口呼吸，直至专业抢救人员的到来。

C. 建立有效的人工循环：检查心脏是否跳动，最简易、最可靠的是颈动脉。抢救者用2~3个手指放在患者气管与颈部肌肉间轻轻按压，时间不少于10秒。如果患者停止心搏，抢救者应握紧拳头，拳眼向上，快速有力猛击患者胸骨正中下段一次。此举有可能使者心脏复跳，如一次不成功可按上述要求再次扣击一次。如心脏不能复搏，就要通过胸外按压，使心脏和大血管血液产生流动。以维持心、脑等主要器官最低血液需要量。

选择胸外心脏按压部位：先以左手的中指、食指定出肋骨下缘，而后将右手掌侧放在胸骨下1/3，再将左手放在胸骨上方，左手拇指邻近右手指，使左手掌底部在剑突上。右手置于左手上，手指间互相交错或伸展。按压力量经手跟而向下，手指应抬离胸部。?胸外心脏按压方法：急救者两臂位于病人胸骨的正上方，双肘关节伸直，利用上身重量垂直下压，对中等体重的成人下压深度应大于5厘米，而后迅速放松，解除压力，让胸廓自行复位。如此有节奏地反复进行，按压与放松时间大致相等，频率为每分钟不低于100次。

心肺复苏方法：①当只有一个急救者给病人进行心肺复苏术时，应是每做30次胸心脏按压，交替进行2次人工呼吸。②当有两个急救者给病人进行心肺复苏术时，首先两个人应呈对称位置，以便于互相交换。此时，一个人做胸外心脏按压；另一个人做人工呼吸。两人可以数着1、2、3进行配合，每按压心脏30次，口对口或口对鼻人工呼吸2次。

拍摇患者并大声询问，手指甲掐压人中穴约5s，如无反应表示意识丧失。这时应使患者水平仰卧，解开颈部钮扣，注意清除口腔异物，使患者仰头抬颏，用耳贴近口鼻，如未感到有气流或胸部无起伏，则表示已无呼吸。

注意事项：①口对口吹气量不宜过大，一般不超过1200毫升，胸廓稍起伏即可。吹气时间不宜过长，过长会引起急性胃扩张、胃胀气和呕吐。吹气过程要注意观察患（伤）者气道是否通畅，胸廓是否被吹起。②胸外心脏按术只能在患（伤）者心脏停止搏动下才能施行。③口对口吹气和胸外心脏按压应同时进行，严格按吹气和按压的比例操作，吹气和按压的次数过多和过少均会影响复苏的成败。④胸外心脏按压的位置必须准确。不准确容易损伤其他脏器。按压的力度要适宜，过大过猛容易使胸骨骨折，引起气胸血胸；按压的力度过轻，胸腔压力小，不足以推动血液循环。⑤施行心肺复苏术时应将患（伤）者的衣扣及裤带解松，以免引起内脏损伤。

心肺复苏有效的体征和终止抢救的指征：①观察颈动脉搏动，有效时每次按压后就可触到一次搏动。若停止按压后搏动停止，表明应继续进行按压。如停止按压后搏动继续存在，说明病人自主心搏已恢复，可以停止胸外心脏按压；②若无自主呼吸，人工呼吸应继续进行，或自主呼吸很微弱时仍应坚持人工呼吸；③复苏有效时，可见病人有眼球活动，口唇、甲床转红，甚至脚可动；观察瞳孔时，可由大变小，并有对光反射。

当有下列情况可考虑终止复苏：①心肺复苏持续30分钟以上，仍无心搏及自主呼吸，现场又无进一步救治和送治条件，可考虑终止复苏；②脑死亡，如深度昏迷，瞳孔固定、角膜反射消失，将病人头向两侧转动，眼球原来位置不变等，如无进一步救治和送治条件，现场可考虑停止复苏；③当现场危险威胁到抢救人员安全（如雪崩、山洪爆发）以及医学专业人员认为病人死亡，无救治指征时。

心脏骤停离我们其实并不遥远，日常溺水、触电、外伤、异物吸入、疾病发作、煤气中毒、过敏等意外均可导致心脏骤停或窒息，并发生猝死。心脏搏动停止者，如在4分钟内实施初步的心肺复苏，在8分钟内由专业人员进一步心脏救生，死而复生的可能性最大，如身边人会急救措施可在几分钟内直接挽救生命，因此，了解心肺复苏标准操作流程是很重要的，在危急时刻可以给自己或他人正确的救助，减少不幸的发生。同时要注意，严禁在正常人身上练习心肺复苏，这样可能会导致严重后果。

✱ 87. 为什么心绞痛不宜痛时再治

心绞痛发作原因是冠状动脉狭窄，使得心脏的供血量锐减。当冠状动脉狭窄达到60%～70%以上时，当遇到某些诱因，如噩梦、情绪波动、饱餐、气候变化或活动增多等，都可以突然诱发严重心脏供血不足而发作心绞痛。其结果可能会引起心脏活动不稳定，导致严重心律失常而猝死；或缺血过久，导致急性心肌梗死。一次短暂的心绞痛发作就是一种危险的警报。尤须强调的是有些患者冠状动脉可能已严重狭窄，但平时并没有心绞痛，第一次发病就病情垂危；或狭窄不重，却可以因心绞痛而猝死。

心电图诊断冠心病的准确性较差。若要确定有无冠状动脉病变，诊断方法只有冠状动脉造影和冠状动脉内超声检查，医学上称之为诊断冠心病的"金标准"。如果发现狭窄较严重，应该及早做冠状动脉成形术，即用心导管和金属支架及旋磨术等打开狭窄血管，使血流恢复正常。虽然冠心病防治是综合性的，但必须以科学态度指明，迄今为止还没有任何药物可以使已狭窄或闭塞的血管病变消退或充分再通。

人们应当清楚地了解心绞痛间歇发作的特点，发作一次意味着已患有程度不同的冠状动脉病变。如果发作频繁或程度加重，医学上称为不稳定型心绞痛或急性心肌梗死前兆；如不治疗将演变成缺血性心肌病，使心脏扩大。因此，心绞痛"痛时再治"是十分错误和有害的。心绞痛的诊治越早越好。

当对生活富裕带来的种种利益开始处之泰然时，人们越来越多地开始关注它的弊病，其中，高脂血症称得上是其造成的最大灾难，因为这一现象促成了冠心病等心脑血管疾病发病率的直线上升。

全球冠心病防控依然迫在眉睫，根本原因在于人们离最佳的血脂水平还很遥远。

88. 心绞痛发作如何施救

如果在家中突然出现心前区疼痛、胸闷、气短、心绞痛发作，则应立即平卧，舌下含化硝酸甘油片1片（0.25～0.5mg），每5分钟可重复1片，直至疼痛缓解。如果15min内总量达3片后疼痛持续存在，应立即就医。在活动或大便之前5～10min预防性使用，可避免诱发心绞痛。如果发作已缓解还需平卧1h方可下床。

如果心绞痛患者病情险恶，胸痛不解、憋气，而且出现面色苍白、大汗淋漓，这可能不是一般的心绞痛发作，恐怕是发生心肌梗死了。此时就要将亚硝酸异戊酯用手帕包好，将安瓿折断，移近鼻部2.5厘米左右，吸入气体。如果患者

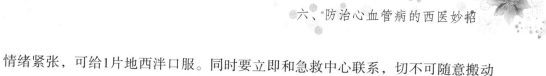

情绪紧张，可给1片地西泮口服。同时要立即和急救中心联系，切不可随意搬动患者。

如果患者在心绞痛时又有心动过速出现，可在含服硝酸甘油的基础上加服1～2片乳酸心可定片。

当患者出现急性心肌梗死症状时，亲属千万不要在慌乱中搬动患者，应该马上拨打120急救电话，不然患者极有可能在家人雪上加霜的"抢救"中丧生。

❋ 89. 心肌梗死突发时怎么办

据统计，心肌梗死发生的最初几小时是最危险的时期，大约2/3的患者在就医之前死亡。而此时慌乱搬动患者、背负或搀扶患者勉强行走去医院，都会加重心脏负担使心肌梗死的范围扩大，甚至导致患者死亡。当发现患者可能发生心肌梗死等意外时，有些人会急于送患者去医院，这是非常危险的，此时，应该等待救护车的到来，千万别给患者挪窝，让患者在床上或就地躺下。

当急性心肌梗死发生时，患者可深呼吸然后用力咳嗽，其所产生的胸压和震动，与心肺复苏中的胸外心脏按压效果相同，可为后续治疗赢得时间，是有效的自救方法。此外，保持镇定的情绪十分重要，患者应慢慢躺下休息，尽量减少不必要的体位变动。

在救护车到来之前，如患者出现面色苍白、手足湿冷、心跳加快等情况，多表示已发生休克，此时可使患者平卧，足部稍垫高，去掉枕头以改善大脑缺血状况。如患者已昏迷，心脏突然停止跳动，家人切不可将其抱起晃动呼叫，而应立即采用拳击心前区使心脏复跳的急救措施。

在急救车到来之前应该做到：①立即原地静卧休息，不许随便搬动患者，更不能扶患者走动。②舌下含服硝酸异山梨酯5～10毫克。③口服地西泮2.5～5毫克。④舌下含服速效救心丸10粒。⑤有氧气袋立即给予吸氧。⑥尽可能让患者及家属安静。⑦等待急救车到来。

✳ 90. 如何防治心肌梗死

急性心肌梗死是冠状动脉闭塞所致的心肌死亡，是导致冠心病患者死亡或严重致残的直接原因。大约10%～20%急性心肌梗死患者在发病1月以后至1年内或再长时间再次发生急性心肌梗死。再梗死的死亡率高达35%左右，比初发心肌梗死死亡率高4倍多。心肌梗死后梗死部位的收缩能力丧失，心脏不能很好地协调收缩，心肌坏死后被瘢痕组织填充，心脏的收缩泵血功能下降，易导致心力衰竭，使患者的生活质量明显下降，同时也易导致恶性心律失常而猝死。

心肌梗死是完全可以预防和避免发生的。在心肌梗死发生前，纠正或严格控制冠心病的危险因素或易患因素，防止新的动脉硬化病变发生和原有动脉硬化病变的发展，积极治疗心绞痛和心肌缺血，防止急性心肌梗死的发生。对已发生心肌梗死的患者在上述预防的基础上，积极预防和治疗心肌缺血、左心功能衰竭和严重心律失常，防止再梗死和心脏猝死的发生。

急性心肌梗死是家庭中常见的重症，发病急，死亡率高。当家人发生心肌梗死时，除了马上含服硝酸甘油和速效救心丸外，要让患者就地采取半卧位或平卧位，保持安静。实施人工呼吸。同时设法与急救站联系，以便送至医院诊断治疗。不应随意搬动患者或陪同患者步行到医院，因为心肌梗死的早期死亡率很高，任何患者身体活动都有可能促发死亡。如果一旦发生呼吸、心跳骤停，应立即进行心肺复苏。心源性猝死者最有效的抢救时间只有4～10分钟，若超过10分钟则很少有复苏的希望。抢救时将患者放在硬板床上，头部后仰，保持气道通畅，用拳头叩击心前区，然后对心脏进行按压。

✳ 91. 治疗冠心病常用的药物有哪些

（1）硝酸酯类药物：其作用机理是通过扩张静脉、外周动脉及冠状动脉，从而降低心肌氧耗量，增加心脏侧支循环血流，使心绞痛得到缓解。另外，它还有降低血小板黏附等作用。本类药物主要有：硝酸甘油、硝酸异山梨酯（消心

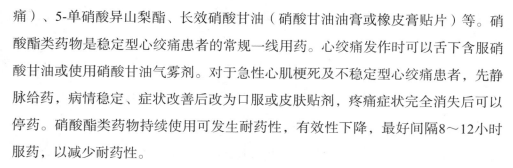

痛）、5-单硝酸异山梨酯、长效硝酸甘油（硝酸甘油油膏或橡皮膏贴片）等。硝酸酯类药物是稳定型心绞痛患者的常规一线用药。心绞痛发作时可以舌下含服硝酸甘油或使用硝酸甘油气雾剂。对于急性心肌梗死及不稳定型心绞痛患者，先静脉给药，病情稳定、症状改善后改为口服或皮肤贴剂，疼痛症状完全消失后可以停药。硝酸酯类药物持续使用可发生耐药性，有效性下降，最好间隔8～12小时服药，以减少耐药性。

（2）抗栓（凝）药物：血液中的凝血酶和血小板的作用是血栓形成中相互促进的两个主要环节，因此抗栓治疗主要针对两个环节，分别称为抗凝治疗和抗血小板治疗。抗血小板药物主要有阿司匹林、氯吡格雷（波立维）、阿昔单抗、前列环素、前列腺素E_1等，主要用于稳定型和不稳定型心绞痛，可以抑制血小板聚集，避免血栓形成而堵塞血管。阿司匹林为首选药物，维持量为每日50～100毫克顿服。阿司匹林的副作用是对胃肠道的刺激，因此需晚餐后立即服下，胃溃疡患者要慎用。冠心病患者应坚持长期服用。介入治疗术后应坚持每日口服氯吡格雷75毫克，至少半年。抗凝药物主要有肝素和低分子肝素、水蛭素、华法林等，主要用于不稳定型心绞痛和急性心肌梗死。另外，溶血栓药（链激酶、尿激酶、组织型纤溶酶原激活剂等），可溶解冠状动脉闭塞处已形成的血栓，用于急性心肌梗死发作时的及时治疗。

（3）β受体阻滞药：由于β受体阻滞药能减慢心率，降低血压，减弱心肌收缩力，从而降低患者的氧耗量，减少因用力、激动引起的症状性及无症状性心肌缺血的发作，提高患者运动耐量。同时β受体阻滞药具有抑制交感神经过度兴奋的作用，减少由此引发的严重的甚至致命的心律失常。在无明显禁忌时，β受体阻滞药是稳定型心绞痛患者的一线用药。对不稳定型心绞痛的患者，可以降低急性心肌梗死的发生率，是非抗血小板治疗的首选药物，与硝酸酯类药物合用效果更佳。急性心肌梗死患者使用可以降低死亡率，也是心梗后及介入治疗后应长期坚持服用的药物。常用药物有：美托洛尔（50～100毫克/日）、阿替洛尔（25～50毫克/日）、比索洛尔（2.5～5毫克/日）和兼有α受体阻滞作用的卡维地洛（6.125～12.5毫克/日）、阿罗洛尔（阿尔马尔）（10毫克/日）等。上述药物可选用其中一种。

（4）钙通道阻滞药：其作用为抑制或减少冠状动脉痉挛，抑制心肌收缩，扩张外周阻力血管及冠状动脉，降低心肌氧耗及增加冠状动脉血流，某些钙通道阻滞药还能减慢心率。一般耐受性好，能增加患者耐受力及缓解症状，可用于稳定型心绞痛的治疗和冠状动脉痉挛引起的心绞痛。一般认为它们与β受体阻滞药具有相同的效果，特别适用于某些有β受体阻滞药禁忌的情况，例如哮喘、慢性气管炎及外周血管疾病等。常用药物有：维拉帕米（40毫克，2次/日）、硝苯地平（10毫克，3次/日）、硝苯地平控释制剂（拜心同）（30毫克/日）、苯磺酸氨氯地平（络活喜）（5毫克/日）、地尔硫䓬（硫氮䓬酮、合心爽）（30毫克，3次/日）等。

（5）血管紧张素转换酶抑制剂/醛固酮受体拮抗剂：此类药物具有心血管保护作用，能够减轻冠状动脉内皮损伤，具有抗炎、促进血管扩张、抗血栓、抗凝集等效用。对于急性心肌梗死或近期发生心肌梗死合并心功能不全的患者，尤其是那些使用β受体阻滞药和硝酸甘油不能控制缺血症状的高血压患者，应当使用此类药物。常用药物有：依那普利（10毫克/日）、贝那普利（10毫克/日）、雷米普利（2.5～5毫克/日）、福辛普利（10毫克/日）等，但用药过程中要注意防止血压偏低。

（6）调脂治疗：调脂治疗是指对高密度脂蛋白、胆固醇、甘油三酯这3个指标进行调节，以提高高密度脂蛋白，降低胆固醇和甘油三酯，从而稳定冠状动脉病变处脂质斑块，防止其破裂及斑块继续增大，甚至使脂质斑块消减。因此，适用于所有冠心病患者。冠心病患者应当改变不良的生活习惯，戒烟，低脂饮食，减轻体重，适当运动，常规测血胆固醇水平。对伴有高脂血症的患者，在改变生活习惯基础上给予调脂治疗。目前提倡用他汀类药物，常用药物有：洛伐他汀（20毫克/日）、普伐他汀（10毫克/日）、辛伐他汀（20毫克/日）、氟伐他汀（20毫克/日）、阿托伐他汀（10毫克/日）、吉非罗齐、烟酸等。研究表明，他汀类药物可以降低死亡率及发病率。

（7）中草药：其作用在于活血化瘀、芳香温通、宣痹通阳、滋阴理气。该类药有脑心通、冠心苏合丸、麝香保心丸、活血通脉片、复方丹参片等。

（8）其他：对高血压、糖尿病等相关疾病进行积极药物治疗。

❋ 92. 冠心病如何采用介入疗法

冠心病介入治疗始于1977年，目前已成为冠心病的重要治疗手段。继1984年我国成功完成第一例经皮冠状动脉介入治疗后，我国冠心病介入治疗技术迅速发展。

介入治疗是介于内科和外科之间的一种新的治疗方法，它是在电视屏幕图像的引导下，利用一些特殊材料制成的导丝、导管、球囊、支架等器材，经动脉血管、静脉血管、食管等人体腔道或在人体上扎一针建立通道，进入病变部位，对疾病进行诊断与治疗。心脏病介入疗法是指在X线透视下，通过导管等特殊器材进入人体心脏和大血管、肾血管、脑血管内对心脏病及外周疾病进行诊断或治疗的一种"非外科"手术方法。该疗法不用开刀，只对病变进行治疗，创伤小，见效快，时间短，副作用小，对某些疾病可以进行重复治疗。介入疗法对治疗先天性心脏病效果显著。介入治疗的适宜年龄在3～60岁，70岁以上属于高危患者，介入伞堵很少见。介入治疗适用于：①单支冠状动脉严重狭窄，有心肌缺血的客观依据，病变血管供血面积较大；②多支冠状动脉病变，但病变较局限；③近期内完全闭塞的血管，血管供应区内有存活心肌，远端可见侧支循环；④左室功能严重减退，射血分数（EF）小于30%；⑤冠状动脉搭桥术后心绞痛；⑥"经皮腔内冠状动脉成形术"（PTCA）术后再狭窄。

冠心病介入治疗早期单纯使用球囊扩张术，术后由于血管弹性回缩再狭窄率较高。为此人们发明了普通金属支架，有效解决了血管回缩的问题，降低了再狭窄率，但由于血管内膜增生，仍有20%～30%的患者在病变部位出现再狭窄。进入21世纪以来，由于药物洗脱支架的诞生及其显著降低支架内再狭窄的惊人效果再次掀起冠心病介入治疗的浪潮。药物洗脱支架成功地将药物治疗和器械治疗合二为一，既是大胆创举，更是人类智慧和科技高度发达的完美结合。然而，新近有个别研究指出药物洗脱支架可能通过使冠状动脉内皮化延迟，引起过敏和炎症反应，增加晚期血栓事件。进一步的研究表明，药物洗脱支架与普通金属支架相比，支架内血栓发生率并无差别。普通金属支架置入与搭桥手术相比，接受搭桥手术患者费用支出较支架置入略高。药物洗脱支架与普通金属支架比较，手术费用虽高于普通支架，但到术后1年时，总体费用持平，因为药物洗脱支架因再狭窄引起的再次血运重建率显著降低。

对于心脏支架病例的复发问题，目前，尚不能确切掌握导致患者病变部位再狭窄的主要原因，但做完心脏支架手术的患者在术后一定要遵照医嘱规律用药、规律生活。

✳ 93. 血脂异常治疗原则是什么

（1）饮食治疗和改变不良生活方式是治疗的基础措施（一线治疗），适用于任何血脂异常患者，必须长期坚持。

（2）药物调脂治疗应将降低低密度脂蛋白胆固醇作为首要目标。

（3）结合血脂水平和其他危险因素，综合评估心血管病总体危险，以决定是否开始药物调脂治疗，以及拟定达到的目标值。根据临床研究证据，我国学者提出我国人群血脂异常患者开始调脂治疗的总胆固醇和低密度脂蛋白胆固醇值及其目标值。

（4）他汀类调脂药是目前降脂治疗的主流药物。应根据总胆固醇或低密度脂蛋白胆固醇水平与目标值间的差距，按不同他汀的特点（作用强度、安全性及药物相互作用）和患者的具体条件选择合适的他汀类药物。如估计一种他汀的标准剂量不足以达到治疗要求，可以选择他汀与其他调脂药联合治疗。需要联合治疗的常见情况如低密度脂蛋白胆固醇不能达标、混合性高脂血症和合并严重高甘油三酯或低高密度脂蛋白胆固醇血症等。其他调脂药有：贝特类、烟酸、胆汁酸

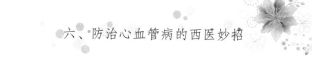

螯合剂、胆固醇吸收抑制剂、普罗布考、ω-3脂肪酸。

（5）关于单纯性高总胆固醇和低高密度脂蛋白胆固醇血症：单纯性甘油三酯升高达11.29毫摩/升以上时应首先进行降低甘油三酯治疗。甘油三酯在5.65～11.29毫摩/升之间时可考虑降甘油三酯治疗，但这方面证据不足。甘油三酯小于5.65毫摩/升时应以降低低密度脂蛋白胆固醇为主要目标。单纯性低高密度脂蛋白胆固醇而无心血管风险时是否要采用升高高密度脂蛋白胆固醇的治疗，目前没有定论。

（6）药物治疗开始后4～8周复查血脂及转氨酶（谷草转氨酶、谷丙转氨酶）和肌酸激酶。如血脂能达到目标值，逐步改为每6～12个月复查1次。如开始治疗3～6个月复查血脂仍未达到目标值，则调整剂量或药物种类，或联合药物治疗，再经4～8周后复查。达到目标值后延长为每6～12个月复查1次。

✱ 94. 高脂血症如何正确选药

患了高脂血症，第一步要做的是饮食疗法和生活调节。然而，这一点虽然十分重要，但不是每一位患者都能长期坚持，而且其调脂作用也仅对10%左右的患者奏效。所以，对改善生活方式无效的患者，服用调脂药便成了他们的必由之路。

面对目前日益增多的血脂调节药物，如何根据病情特点进行选择？应该注意什么？这些问题是高脂血症患者最为关心的问题。下面就结合我们的临床经验给大家一些建议。

（1）辛伐他汀：属于他汀类调脂药，该类药物是目前世界上应用最为广泛的一线调脂药物，是治疗高胆固醇血症的首选药物。主要降低血清总胆固醇（TC）和"坏胆固醇"（低密度脂蛋白胆固醇，LDL-C），兼降低甘油三酯，疗效确切显著，但对升高"好胆固醇"（高密度脂蛋白胆固醇，HDL-C）的疗效略差。胆汁淤积、活动性肝病、孕妇、哺乳期妇女及过敏者禁用。应用过程中需监测肝肾功能和肌酸激酶（CK）的变化，如出现肌肉疼痛或乏力，应及时就诊。他汀类调脂药还可选择：立普妥（阿托伐他汀）、美百乐镇（普伐他汀）、来适可胶囊（氟伐他汀钠）等。

（2）非诺贝特：属于贝特类调脂药。贝特类药物主要降低甘油三酯，兼降低胆固醇，是高甘油三酯血症的首选药物。少数患者有胃肠道反应，皮肤瘙痒，以及短暂肝肾功能改变，需定期检查肝肾功能。长期应用可使胆石症发病率增高，孕妇及哺乳期妇女禁用。贝特类调脂药还可选择：必降脂（苯扎贝特）、诺衡（吉非罗齐）等。

（3）阿昔莫司：属于烟酸类调脂药。该类药物只有在大剂量时才有明显调节血脂的作用，因不良反应相对较多使其应用受限。烟酸类调脂药在治疗混合性高脂血症，尤其是血清总胆固醇、低密度脂蛋白胆固醇、血清甘油三酯均升高时，可与他汀类联用，既可减少他汀类药物使用剂量，又可减少不良反应的发生。烟酸常见的不良反应有面色潮红、皮肤瘙痒、胃肠不适等，故不易耐受。此外，还可以引起和加重胃和十二指肠溃疡，导致血尿酸增加等。长期应用需要监测肝肾功能。

患有消化性溃疡、痛风、高尿酸血症、糖尿病和活动性肝病的患者，应尽量避免服用大剂量的烟酸。

❀ 95. 急性心力衰竭如何治疗

（1）初始治疗经面罩或鼻导管吸氧，吗啡、袢利尿剂、强心剂等经静脉给药。

（2）病情仍不缓解者应根据收缩压和肺淤血状况选择应用血管活性药物，如正性肌力药、血管扩张药和血管收缩药等。

（3）病情严重、血压持续降低（小于90毫米汞柱）甚至心源性休克者，应监测血流动力学，并采用主动脉内球囊反搏、机械通气支持、血液净化、心室机械辅助装置及外科手术等各种非药物治疗方法。

（4）动态测定脑钠肽（BNP）和N末端脑钠肽原（NT-proBNP）有助于指导急性心衰的治疗，治疗后其水平仍高居不下者，提示预后差，应加强治疗；治疗

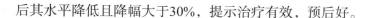

后其水平降低且降幅大于30%，提示治疗有效，预后好。

（5）控制和消除各种诱因，及时矫正基础心血管病。

✳ 96. 慢性心力衰竭如何治疗

慢性心衰的治疗已从利尿、强心、扩血管等短期血流动力学/药理学措施，转为以神经内分泌抑制剂为主的长期的、修复性的策略，目的是改变衰竭心脏的生物学性质。

（1）病因治疗：控制高血压、糖尿病等危险因素，使用抗血小板药物和他汀类调脂药物进行冠心病二级预防。

（2）改善症状：根据病情调整利尿剂、硝酸酯类和强心剂的用法用量。

（3）正确使用神经内分泌抑制剂：从小剂量增至目标剂量或患者能耐受的最大剂量。

（4）监测药物反应：①水钠潴留减退者，可逐渐减少利尿剂剂量或小剂量维持治疗，早期很难完全停药。每日体重变化情况是检测利尿剂效果和调整剂量的可靠指标，可早期发现体液潴留。在利尿剂治疗时，应限制钠盐摄入量。②使用正性肌力药物的患者，出院后可改为地高辛。但反复出现心衰症状者要停用地高辛，否则易导致心衰加重。如出现厌食、恶心、呕吐时，应测地高辛浓度或试探性停药。③血管紧张素转换酶抑制剂或血管紧张素Ⅱ受体拮抗剂，每1～2周增加一次剂量，同时监测血压、血肌酐和血钾水平。

（5）监测频率：患者应每日自测体重、血压、心率并登记。出院后每两周复诊一次，观察症状、体征并复查血液生化，调整药物种类和剂量。病情稳定3个月且药物达到最佳剂量后，每月复诊一次。

✳ 97. 如何治疗心力衰竭

在感冒流行季节或气候骤变情况下，要减少外出，出门应戴口罩并适当增添衣服，应少去人群密集之处。如果发生呼吸道感染，则非常容易使病情急剧恶化。

做一些力所能及的体力活动，但切忌活动过多、过猛，更不能参加较剧烈的活动，以免心力衰竭突然加重。

饮食应少油腻，多蔬菜、水果。对于已经出现心力衰竭的患者，一定要控制盐的摄入量。盐摄入过多会加重体液潴留，加重水肿，但也不必完全免盐。

一定要戒烟、戒酒，保持心态平衡，不让情绪过于兴奋、激动，同时还要保证充足的睡眠。

✳ 98. 心律失常是否都要治疗

心律失常是一种很常见的现象。很早以前就有医生断言：每个人都发生过心律失常。随着年龄的增长，发生心律失常的机会更多。那么，发生心律失常是否都需要治疗呢？

心脏的功能是通过收缩和舒张来推动全身的血液循环，而心律失常往往会使血液循环受到影响。不过，有很多心律失常对血液循环的影响是相当小的。因为人的心脏"跳动"并不像钟表或其他机械那样死板，它常常会随着身体需要，调整"跳动"的强度和速率。比如，一次期前收缩（早搏）发生时，心脏当时的血液搏出量会减少些，但在经过一个代偿期后，紧接在早搏后的一次心脏搏动即较为有力，把早搏时少搏出的血液马上补足。一般说，每分钟只有几次早搏的人，其心脏血液的排出量仍是正常的。正常人在清醒安静状态下心率为60～100次/分钟，低于60次/分钟叫心动过缓，高于100次/分钟叫心动过速。但实际上当心率不低于每分钟40次或不高于每分钟140次时，心脏的排血量没有什么明显的改变。因此，这样的心律失常通常都不是必须要治疗的。

心律失常是否需要治疗，还得看自觉症状的轻重。有的人每次早搏都有不适感，出现心前区上冲、下沉或扭动的感觉。有的人心率稍慢一些就感到头晕，有的人心率稍快一些就觉得心慌。对这些人，用一点药使症状减轻些当然也有好处。但是，不少抗心律失常药都有毒副作用。所以在决定是否用药、用什么药、用多大剂量时，应该全面地权衡利弊，从得和失两方面考虑。首先应考虑在药物以外想办法调整。比如尽量保持生活规律，避免劳累和情绪波动，戒烟、戒酒等。一般只有当早搏次数超过每分钟5次，自觉症状又较重，经上述调整后仍无好转时，才需要在医生指导下用药治疗。

对于过缓性心律失常（即每分钟心率低于40次），如窦房结病变或各种传导阻滞，如果是属于新出现的或时有时无的，说明有好转的可能，应抓紧时间找医生治疗。如已成定局，心率又特别缓慢，有长时间的间歇，引起明显头晕或昏厥等症状，则宜安装心脏起搏器，以保平安。心率每分钟在50次以上，无明显症状者，可再观察一段时间，暂时不做治疗。

可见，心律失常者是否需要治疗，应由医生进行全面分析，区别对待。患者切忌自作主张，随便买药服用。

✳ 99. 用抗心律失常药应注意什么

抗心律失常药物应根据其作用特点及心律失常原因而选择使用。

（1）窦性心动过速：常为生理现象，一般不需服用抗心律失常药物治疗。如果因自主神经功能失调，交感神经功能亢进或甲状腺功能亢进所引起的，可用β受体阻滞药普萘洛尔等治疗。

（2）期前收缩：可分为房性、房室交界性和室性。其病因有功能性与器质性两种。后者多见于冠心病、风湿性心脏病、心力衰竭、心肌炎、洋地黄中毒等。室上性心律失常（包括房性、房室交界性），分别选用维拉帕米、普萘洛尔、丙吡胺、奎尼丁、安博律定、胺碘酮等。室性心律失常，分别选用利多卡因、普鲁卡因胺、普萘洛尔、苯妥英钠、美西律、丙吡胺、妥卡胺、英卡因、劳卡因、安博律定、胺碘酮等。多源性室性期前收缩，宜用苯妥英钠、利多卡因、美西律等。

（3）缓慢性心律失常：包括严重窦性心动过缓、窦性停搏、窦房传导阻滞、高度房室传导阻滞，可反复出现昏厥，甚至引发阿-斯综合征，可使用阿托品、山莨菪碱、异丙肾上腺素等。若药物治疗无效，则需安装临时心脏起搏器。

（4）心房颤动：每分钟350～700次，室率超过每分钟100次，应给予洋地黄制剂，尽管不能中止颤动，也可减少室率，无效时改用奎尼丁或普鲁卡因胺等。心房扑动每分钟250～380次，治疗方法与心房颤动相同。

（5）室上性快速心律失常：①有旁道（即预激症候群包括显性或隐性旁道）参与的折返性心动过速，包括预激综合征合并心房颤动、心房扑动。在紧急处理时忌用毛花苷丙、维拉帕米，应首选普罗帕酮、普鲁卡因胺、胺碘酮，无效者立即电击转复心律。②无旁道参与的折返性心动过速，在紧急处理时应选择普罗帕酮、维拉帕米、胺碘酮、丙吡胺、毛花苷丙等。室性快速心律失常者，应用利多卡因、奎尼丁、苯妥英钠、普鲁卡因胺等。

（6）一般除器质性心脏病所致心律失常外，对其他原因所致者，通过消除诱发因素和病因治疗即可控制。对非器质性室性期前收缩，如无明显症状，一般也无需用抗心律失常药治疗。

（7）几乎所有抗心律失常药均可致心律失常，而且抗心律失常药作用越强，其致心律失常作用越大。因此，同时伴有房室传导阻滞的患者应慎用或禁用。

（8）抗心律失常药物的疗效，可因缺氧、缺钾、缺镁、休克、心力衰竭、甲状腺功能亢进、心肌损害程度而不同。不可随意加大用药剂量。因为抗心律失常药除胺碘酮外，安全范围均较小。用药期间应密切注意血压、心率和心律，特别在静脉滴注时，应进行心电图监测。

✳100. 抗心律失常药物是如何分类的

第一类抗心律失常药物：Ⅰa组代表药物奎尼丁、普鲁卡因胺、N-乙酰普鲁卡因、丙吡胺等；Ⅰb组代表药物利多卡因、苯妥英钠、美西律、安博律定、妥卡胺、莫雷西嗪等；Ⅰc组代表药物恩卡胺、氟卡胺、乙吗胺、普罗帕酮等。

第二类抗心律失常药物：即β受体阻滞药，其间接作用为β受体阻断作用，

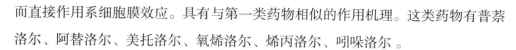

而直接作用系细胞膜效应。具有与第一类药物相似的作用机理。这类药物有普萘洛尔、阿替洛尔、美托洛尔、氧烯洛尔、烯丙洛尔、吲哚洛尔。

第三类抗心律失常药物：系指延长动作电位间期药物，可能系通过肾上腺素能效应而起作用。具有延长动作电位间期和有效不应期的作用。其药物有溴苄铵、胺碘酮。

第四类抗心律失常药物：系钙通道阻滞药。主要通过阻断钙离子内流而对慢反应心肌电活动超抑制作用。其药物有维拉帕米、地尔硫草、心可定等。

第五类抗心律失常药物：即洋地黄类药物，其抗心律失常作用主要是通过兴奋迷走神经而起作用的。其代表药物有毛花苷丙、毒毛花苷K、地高辛等。

❋101. 快速心律失常如何药物治疗

虽然非药物方式治疗快速心律失常已经取得了重大进展，例如射频导管消融根治房室结折返性心动过速、房室折返性心动过速、心房扑动和心脏结构正常的室性心动过速（室速），埋藏式自动心脏复律除颤器（心脏除颤仪）可显著改善恶性室性心律失常的预后，但是，心房颤动（房颤）的射频导管消融疗效不确切，恶性室性心律失常的射频导管消融成功率低，或即使接受了埋藏式自动心脏复律除颤器治疗也需长期服药。因此，抗心律失常药物仍然是治疗快速心律失常的主要方法。

抗心律失常药物和其他任何一类药物一样，都有明确的适应证，并非所有的心律失常患者都需要抗心律失常药物治疗。

在20世纪80年代中期前的一段时期，为数不少的临床医生一遇到包括良性期前收缩在内的心律失常，似乎没有不用抗心律失常药物的。但在后来的临床实践中，人们发现并开始重视抗心律失常药物的致（促）心律失常作用，以及负性变力性、脏器毒性作用等，认识到服用抗心律失常药面临的后果有3种，即有效、无效和病情恶化（严重者可致死亡）。1989年心律失常抑制试验结果的发表，在医学界引起巨大震动。其结果表明，用Ⅰ类抗心律失常药物治疗心肌梗死后患者的室性期前收缩和非持续性室性心动过速，非但不能改善患者的预后，反而显著增加患者的猝死率和病死率。因此，对有心律失常的患者在给予这类药物之前，一定要认真权衡利弊，即评估患者使用药物的获益与风险比率。

目前，临床使用抗心律失常药物的适应证应该为：①心律失常导致的临床症状影响患者生活质量和工作能力；②心律失常直接或潜在地导致或增加猝死危险。

✳102. 窦性心动过速患者如何药物治疗

病因治疗是基本的和主要的治疗措施，所以应主要治疗原发病，必要时辅以对症治疗。由充血性心力衰竭引起的窦性心动过速，应用洋地黄制剂、利尿剂和血管扩张药等。窦性心动过速的纠正，常作为左心衰竭控制的指标之一。

非心力衰竭所致的窦性心动过速的治疗，如甲状腺功能亢进症所引起的窦性心动过速，应用洋地黄不能使心率减慢。洋地黄过量也可引起窦性心动过速。由交感神经兴奋和儿茶酚胺增高所致的窦性心动过速患者，可选用β受体阻滞药、镇静药等。

急性心肌梗死患者在无明确的心功能不全时，窦性心率每分钟多于110次时，为减慢心率，可临时试用小剂量β受体阻滞药（如口服阿替洛尔6.25～12.5毫克）或钙通道阻滞药（如口服地尔硫䓬15～30毫克），需要时可8～12小时服1次。继发于左心衰竭的窦性心动过速，应主要处理心力衰竭。

✳103. 房性期前收缩患者如何药物治疗

房性期前收缩如发生在健康人或无明显其他症状的人群，一般不需要特殊治疗。有些有特定病因者，如甲状腺功能亢进、肺部疾病缺氧、洋地黄中毒、电解质紊乱所致的房性期前收缩者，应积极治疗病因。对器质性心脏病患者，其治疗应同时针对心脏病本身，如改善冠心病患者冠状动脉供血，对风湿活动者进行抗风湿治疗，对心力衰竭患者进行相应的治疗等，当心脏情况好转或痊愈后房性期前收缩常可减少或消失。

在病因治疗的同时，应消除各种诱因，如精神紧张、情绪激动、吸烟、饮酒、过度疲乏、焦虑、消化不良、腹胀等。应避免服用咖啡或浓茶等。镇静是消除期前收缩的一个良好方法，可适当选用地西泮等镇静药。

虽无明显心脏病，但有明显症状（如心悸等）影响工作、休息的房性期前收缩者，有可能引起心房颤动、心房扑动、阵发性房性心动过速和其他阵发性室上性心动过速等的频发而持久的房性期前收缩者，多源、成对房性期前收缩者，以及风湿性心脏病二尖瓣病变、冠心病、甲状腺功能亢进性心脏病等器质性心脏病伴发房性期前收缩者可选用下列药物治疗。

（1）β受体阻滞药：有频发房性期前收缩者，容易诱发心房颤动，可考虑使用β受体阻滞药。①阿替洛尔（氨酰心安）：每次12.5～25毫克，每日1～2次；老年人宜从小剂量开始，每次12.5毫克，每日1次。然后剂量逐渐加大到每日50～100毫克。房性期前收缩被控制或心率降至每分钟50～55次或运动后心率无明显加快，即为达到定量的标志。当患有急性左心衰竭、急性肺水肿、心动过缓或房室传导阻滞、慢性支气管炎、支气管哮喘、雷诺现象、糖尿病等不宜使用。②美托洛尔（倍他乐克）：每次12.5～25毫克，每日1～3次，逐渐增加剂量，维持量每日可达100～300毫克。β受体阻滞药需停用时，应逐渐减量后再停用，不能突然停用。

（2）钙通道阻滞药：对房性期前收缩也有明显疗效。①维拉帕米：每次40～80毫克，每日3～4次。不良反应有低血压、房室传导阻滞、严重窦性心动过缓，甚至窦性停搏等，应密切观察。心力衰竭、休克、房室传导阻滞及病态窦房结综合征患者禁用。②地尔硫草（硫氮草酮）：每次30～60毫克，每日3～4次。钙通道阻滞药不宜与洋地黄合用，因为其可显著提高洋地黄血药浓度，易导致洋地黄中毒。

（3）普罗帕酮：100～150毫克/次，每日3次。

（4）莫雷西嗪（乙吗噻嗪）：每次0.1～0.3克，每日3次。维持量每次0.1～0.3克，每12小时1次。

（5）胺碘酮：每次0.2克，每日3次，2周有效后改为每日0.1～0.2克维持量。注意勤查T_3、T_4以排除药物性甲状腺功能亢进。口服胺碘酮起效慢，不良反应较多，仅用于上述药物疗效不佳或症状明显患者。

（6）苯妥英钠：对由洋地黄毒性反应所致的房性或室性期前收缩均有效。也可用于其他原因引发的房性或室性期前收缩。对明显少尿或肾功能衰竭而不宜服用氯化钾伴有房性期前收缩者尤其适用。苯妥英钠能减弱心肌收缩力，对房室或心室内传导功能的影响较小。每次100毫克，每日3～4次。

（7）洋地黄：过量的洋地黄可引起室性期前收缩，但适量的洋地黄可治疗房性期前收缩，特别是由心力衰竭引起的房性期前收缩。服洋地黄后可使期前收缩减少或消失。地高辛每次0.25毫克，每日1～2次，连服2～3天，再改为维持量0.125～0.25毫克，每日1次。

许多房性期前收缩患者的不适并非由心律失常所致，而是由焦虑和抑郁诱发和加重，采用抗焦虑药和抗抑郁药物可能有很好的疗效。

✳ 104. 房性心动过速如何药物治疗

房性心动过速的药物治疗原则是以病因治疗为主，辅助药物或介入治疗。

自律性房性心动过速：洋地黄引起者应立即停用洋地黄；如血清钾不升高，首选氯化钾口服或静脉滴注氯化钾，同时进行心电图监测，以避免出现高钾血症；已有高钾血症者，可选用普萘洛尔、苯妥英钠、普鲁卡因胺与奎尼丁。心室率不快者，仅需停用洋地黄。非洋地黄引起者可口服或静脉注射洋地黄；如未能转复窦性心律，可应用奎尼丁、丙吡胺、普鲁卡因胺、普罗帕酮或胺碘酮。

折返性房性心动过速：心电图改变为P波与窦性不同，PR间期延长。治疗可参照阵发性室上性心动过速。

紊乱性房性心动过速：亦称多源性房速，常见于慢性阻塞性肺疾病、充血性心力衰竭、洋地黄中毒、低钾血症。心电图改变为3种以上P波，PR间期各不同；心房率每分钟100～130次；多数P波能下传心室，部分P波过早而受阻，心室律不规则。治疗时要针对原发病。维拉帕米和胺碘酮可能有效。补钾、补镁可抑制发作。

房性心动过速发作时治疗的目的在于终止心动过速或控制心室率。可选用毛花苷丙、β受体阻滞药、胺碘酮、普罗帕酮、维拉帕米或地尔硫䓬静脉注射。对于血流动力学不稳定者，可采用直流电复律。刺激迷走神经的方法通常无效。对反复发作的房性心动过速，长期药物治疗的目的是减少发作或使发作时心室率不致过快，以减轻症状。可选用不良反应少的β受体阻滞药、维拉帕米或地尔硫䓬，或洋地黄与β受体阻滞药或钙通道阻滞药合用。如果心功能正常，且无心肌缺血，也可选用Ⅰc类或Ⅰa类抗心律失常药物。对于冠心病患者首先选用β受体阻滞药，胺碘酮可以作为备选药物。对于心力衰竭患者，如果心功能正常，首先选用β受体阻滞药；若心功能不正常并有明显液体潴留，可考虑首选胺碘酮，补钾、补镁，维持血钾浓度在4.0～5.0毫摩/升很重要。对于合并病态窦房结综合征或房室传导阻滞的患者，若需要长期用药时，应该安置心脏起搏器，然后考虑用药。对特发性房性心动过速，应首选射频消融治疗，无效者可用胺碘酮维持治疗。

✳ 105. 心房颤动患者如何药物治疗

心房颤动（房颤）的治疗有两个重点原则：一是发生房颤后应尽量通过治疗将房颤转复为正常的窦性心律；二是如果实在不能转复窦性心律时，应进行抗凝治疗，防止栓塞并发症。所以有了房颤并不可怕，只要正确认识和治疗，同样能享受幸福安乐的生活。

（1）控制心室率：永久性房颤一般需用药物控制心室率，以避免心率过快，并减轻症状，保护心功能。地高辛和β受体阻滞药是常用药物，必要时两药可以合用，剂量根据心率控制情况而定。上述药物控制不满意者可以换用地尔硫草或维拉帕米。个别难治者也可选用胺碘酮或行射频消融改良房室结。慢快综合征患者需安置起搏器后用药，以策安全。

（2）房颤转复为窦性心律和窦性心律的维持：房颤持续时间越长，越容易导致心房电重构而不易转复。因此，复律治疗宜尽早开始。阵发性房颤多能自行转复，如果心室率不快，血流动力学稳定，患者能够耐受，可以观察24小时。如24小时后仍不能恢复窦性心律，则需进行心律转复。持续时间超过1年的房颤，即永久性房颤，转复为窦性心律的成功率不高，即使转复成功也难以维持。房颤复律治疗前，应查明并处理可能存在的诱发因素或加重因素，如高血压、缺氧、过量饮酒、炎症、急性心肌缺血、甲状腺功能亢进、胆囊疾病等。上述因素去除后，房颤可能消失。无上述因素或去除上述因素后，房颤仍然存在者则需要复律治疗。对器质性心脏病，如冠心病、风湿性心脏病、心肌病等，应加强病因治疗，然后再考虑复律治疗。房颤复律有药物复律和电复律两种方法。电复律见效快、成功率高。电复律后需用药物维持窦性心律者，在复律前要进行药物负荷量的准备，如用胺碘酮维持窦性心律的患者，最好在完成药物负荷量后（胺碘酮口服，每次0.2克，每日3次，共5天，然后每次0.2克，每日2次，共5天）行电复律，也可使用奎尼丁准备。应用胺碘酮转复心律者，用完负荷量而未复律时也可试用电复律。药物转复常用Ⅰa、Ⅰc及Ⅲ类抗心律失常药，包括胺碘酮、普罗帕酮、莫雷西嗪、普鲁卡因胺、奎尼丁、丙吡胺、索他洛尔等。一般采用分次口服的方法。静脉给普罗帕酮、伊布利特、多非利特、胺碘酮终止房颤也有效。有器质性心脏病、心功能不全的患者首选胺碘酮，没有器质性心脏病者可首选Ⅰa、Ⅰc类抗心律失常药。近年有报道，用普罗帕酮450～600毫克顿服，终止房颤发作成功率较高，但首次应用最好住院或在有心电监护的条件下进行。房颤心律转复后要用药物维持窦性心律，此时可继续使用各种有效复律药物的维持量。偶发的房颤不需维持用药。较频繁的阵发性房颤可以在发作时或发作前开始治疗，也可以在发作间歇期持续用药维持治疗。判断疗效的主要依据是，治疗措施是否有效地预防了房颤发作。

（3）阵发性房颤发作心室率过快时，可能引起血压降低甚至晕厥，这在合并预激综合征经旁路快速前传或梗阻性肥厚型心肌病心室率过快时容易发生，应该紧急处理。对于预激综合征经旁路前传的房颤或任何引起血压下降的房颤，立即施行电复律。无电复律条件者可静脉应用胺碘酮。无预激综合征的患者也可以静脉注射毛花苷丙，效果不佳者可以静脉使用地尔硫䓬或β受体阻滞药。

（4）房颤血栓栓塞并发症的预防：风湿性心脏瓣膜病合并房颤，尤其是经过置换人工瓣膜的患者，应用抗凝药物预防血栓栓塞已无争议。目前非瓣膜病房颤的发生率增加，80岁以上人群中超过10%，非瓣膜病房颤的血栓栓塞并发症较无房颤者增高4～5倍。临床上非瓣膜病房颤发生血栓栓塞的8个高危因素有：高血压、糖尿病、充血性心力衰竭、既往血栓栓塞或一过性脑缺血病史、高龄（≥75岁，尤其是女性）、冠心病、左心房扩大（高于50毫米）、左室功能不全（左室缩短率低于25%，左心射血分数≤0.40）。小于60岁的"孤立性房颤"患者，脑栓塞年发生率仅0.55%，当合并1个以上高危因素时，栓塞发生率成倍增长。在血栓栓塞并发症中以缺血性脑卒中为主，并伴随年龄增长而增加。一旦发生，约有半数致死或致残。

20世纪80年代进行了几个大型随机对照临床试验，在6000余例非瓣膜病房颤患者中用抗凝药物对脑栓塞行一级或二级预防，综合结果显示华法林降低脑卒中危险性68%，阿司匹林降低脑卒中危险性21%，两者均明显优于安慰剂组，华法林明确比阿司匹林有效（降低危险性相差40%）。因此，90年代末，欧美心脏病学会分别建议对低于65岁、无高危因素的永久性或持续性非瓣膜病房颤可用阿司匹林；多于1个高危因素者则用华法林；65～75岁、无高危因素者，仍应首选华法林，也可用阿司匹林，但有高危因素者仍应用华法林；高于75岁者，一律用华法林，若不能耐受则可用阿司匹林。

抗血栓药物的主要并发症为出血，与剂量有关。使用华法林需要定期检测凝血酶原时间及活动度。由于各个机构制备标准与条件不同，造成测试结果不稳定，缺乏可比性。近年来，世界卫生组织建议用国际标准化比值（INR）作为抗凝监控指标，代替直接测得的凝血酶原时间。调整华法林剂量，使国际标准化比值在2.0～3.0的范围，可获最佳抗血栓效果，而出血概率与安慰剂组相近。临床试验所用阿司匹林剂量每日75～325毫克，但只有每日325毫克达到有统计学差异的效果。其他抗凝、抗血小板药物或用药方案尚未证实其安全性和有效性。我国目前无此方面的资料，有条件的医院宜参照国外标准，在严密观察下使用抗凝药物，以减低血栓并发症的发生率。

超过48小时未自行复律的持续性房颤，在进行直流电或药物复律前，应给予华法林抗凝3周（保持国际标准化比值2.0～3.0），复律后继续服用华法林4周，以避免心房形成新的血栓。

房颤是最常见的心律失常，如心室率很快，控制心室率每分钟低于100次，稳定血流动力学为第一要务；如心室率不快，无血流动力学障碍，采用华法林抗凝使INR保持在2.0～3.0，以减少血栓栓塞并发症为最重要的防治措施。

✳106. 各种类型心房颤动有何治疗对策

（1）阵发性心房颤动（房颤）：在房颤发作时，即可选用减慢心室率的药物，也可选用复律的药物。对发作频繁者，在其发作的间歇应使用作用于心房的复律药物，而不应选用减慢心室率的药物。孤立性房颤和高血压或左室肥厚的非冠心病房颤，首选普罗帕酮或莫雷西嗪，如无效，则先选索他洛尔，后选胺碘酮。冠心病和心肌梗死后房颤，不用Ⅰc类药物。如患者年轻、心功能好，可选用索他洛尔；年龄大、心功能差，选用胺碘酮；慢性充血性心力衰竭的阵发性房颤选用胺碘酮。

（2）持续性房颤：其治疗对策包括①复律和长期应用抗心律失常药物预防复发。②减慢心室率和抗凝。如选对策①，应考虑作用于心房的复律药物，选药原则同阵发性房颤；如选对策②，应选用减慢心室率的药物。

（3）永久性房颤：是不可能恢复窦性心律的一类房颤，治疗上应选用减慢心室率的药物和抗凝药物。

①洋地黄类药物，减慢心室率的同时有正性肌力作用，可用于心功能不全的房颤患者。因洋地黄类药物减慢心室率的机制是通过兴奋迷走神经，间接作用于房室结，延长其不应期，增加隐匿传导，所以洋地黄类药物可满意控制睡眠与静息时房颤的心室率。而在活动时交感神经占优势或在肺源性心脏病、哮喘、急性左心衰竭、围手术期等危重急症时，交感神经兴奋状况下，洋地黄类药物疗效有限。

②β受体阻滞药，可拮抗交感神经活性。非二氢吡啶类钙通道阻滞药通过阻断钙离子通道而减慢房室传导，减慢心室率，不但对睡眠或静息状态，而且对运动时的房颤均可有效控制心室率。对上述危重急症时，毛花苷C等药物无效时，可静脉使用地尔硫草。另外，预激综合征合并房颤，禁用洋地黄、非二氢吡啶类钙通道阻滞药，也不用β受体阻滞药。应选用延长房室旁道不应期的药物（如普鲁卡因胺、普罗帕酮或胺碘酮）。

伊布利特也是新的Ⅲ类抗心律失常药物，延长心房和心室有效不应期，对正常心脏组织的传导几乎没有作用。伊布利特对新近发生的房颤转复有效。研究表明，伊布利特转复房颤的疗效优于普鲁卡因胺。

对于房颤发作频繁、症状明显、药物治疗无效的患者，近年发展起来的射频导管消融技术可能也是一个较好的选择。临床研究表明，应用射频导管消融治疗对于这类房颤患者具有较高的成功率和安全性，射频消融术后成功恢复窦性心律的患者生活质量大大改善，也避免了长期服用华法林的危险和监测麻烦及服用其他抗心律失常药的副作用，很有可能根治房颤。

107. 西医如何治疗阵发性室上性心动过速

无血流动力学障碍者可选择刺激迷走神经或静脉给药的方法终止室上性心动过速（室上速）。

（1）应急处理：卧床休息，保持安静，保持镇静，避免情绪激动和兴奋。如有服用氨茶碱、麻黄素、异丙肾上腺素之类心脏兴奋剂时，应立即停止服用。

发作时采取刺激迷走神经方法，可以终止发作：①深吸气后、屏气，再用力呼气。②用压舌板、筷子、手指刺激咽喉部使患者恶心。③压迫一侧眼球即闭眼后用拇指压迫眼球。④用手指向颈椎方向压迫颈动脉窦，先压一侧10～30秒，如无效再试压对侧。⑤采取头低位或将面部浸入冰凉水中，也可终止其发作。针刺内关穴位也可终止其发作。发作较多时，采用射频消融治疗。终止发作还可用经静脉或食管快速心房起搏法或同步电复律法。

（2）药物治疗：可选用维拉帕米5～10毫克以每分钟1毫克的速度静脉注入。普罗帕酮70～105毫克缓慢静脉推注，持续5～10分钟。如果室上速终止，则立即停止给药。以上两种药物都有负性肌力作用，能抑制传导系统功能，故对有器质性心脏病、心功能不全、缓慢性心律失常的患者，应该慎用。腺苷3～6毫克或三磷酸腺苷二钠10～20毫克静脉快速推注，往往在10～40秒钟内能终止室上性心动过速。毛花苷丙静脉注射，因起效慢，同时在以隐匿性旁道为基本发病机制的患者中，可能有助于旁道折返机制的维持，目前已少用。静脉使用地尔硫䓬或胺碘酮也可考虑，但终止阵发性室上速有效率不高。在用药过程中，要进行心电监护，当阵发性室上速终止或出现明显的心动过缓和（或）传导阻滞时，应立即停止给药。

（3）预防发作：阵发性室上速发作频繁的患者，首选经导管射频消融术根治治疗。口服普罗帕酮、胺碘酮可考虑用于阵发性室上速的预防，发作不频繁者不必长年服药。

采用腺苷或三磷酸腺苷二钠静脉快速推注终止阵发性室上速发作时，务必注意心电监测，并准备好心脏复苏措施，腺苷或三磷酸腺苷二钠代谢极快，短暂心脏停搏可经心脏复苏或自行恢复。

❋ 108. 如何治疗室性心律失常

对室性期前收缩患者应在病因治疗基础上，使用利多卡因、普罗帕酮、胺碘酮等药物，减少室性期前收缩的级别和数目，以降低猝死的危险性。对于良性室

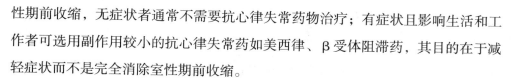

性期前收缩，无症状者通常不需要抗心律失常药物治疗；有症状且影响生活和工作者可选用副作用较小的抗心律失常药如美西律、β受体阻滞药，其目的在于减轻症状而不是完全消除室性期前收缩。

从风险-效益比的角度考虑，不支持对室性期前收缩长时间进行抗心律失常药物治疗。对于这些患者，应去除诱发因素，对有精神紧张和焦虑者可使用镇静剂、抗焦虑抗抑郁药物或小剂量β受体阻滞药治疗，其治疗目的是缓解症状，并非使室性期前收缩数目明显减少或消失。对于某些室性期前收缩频发、心理压力大且暂时无法解决者，可考虑短时间使用Ⅰb或Ⅰc类抗心律失常药物，如美西律或普罗帕酮并合用抗焦虑抗抑郁药物。

对于器质性心脏病伴有室性期前收缩，特别是复杂多形、成对、短暂室性期前收缩（短暂室速），同时伴有心功能不全者，一般预后较差。对这些患者，应根据病史、室性期前收缩的复杂程度、左室射血分数并参考信号平均心电图和心率变异性分析进行危险分层。越是高危的患者，越要加强治疗。首先应治疗原发疾病，控制诱发因素。在此基础上应用β受体阻滞药治疗，并逐渐增加剂量，直至增大到靶剂量或最大耐受剂量。这样，既有助于控制复杂的室性期前收缩，还改善患者预后，对于心力衰竭患者可逆转心室重构，具有重要防治意义。最好选用具有心脏β₁受体选择性，且无内源性拟交感活性的药物。对于这些患者应用β受体阻滞药作为室性期前收缩的治疗手段，可降低病死率，提高生存率和生活质量。胺碘酮或索他洛尔可用于复杂室性期前收缩患者的治疗。荟萃分析显示，胺碘酮可使总病死率下降，特别适用于有心功能不全的患者，但是，另有临床试验显示，胺碘酮并不降低病死率；而长期应用索他洛尔可能对病死率有不良影响。即使对于这些患者，也应该考虑应用大剂量β受体阻滞药作为复杂室性期前收缩患者的根本治疗策略。目前，对于室性期前收缩治疗的目的仍有争论，至少不再强调以24小时动态心电图室性期前收缩数目的减少为治疗目标；但对于高危患者，显著减少或消除复杂室性期前收缩仍是可接受的指标。应用抗心律失常药物时，要特别注意抗心律失常药物的促心律失常作用。在这方面，β受体阻滞药除了引起窦性心动过缓和传导阻滞外，并不会产生重要的促心律失常作用。

在下列情况下的室性期前收缩应给予积极治疗：急性心肌梗死或严重心肌缺血、再灌注性心律失常、严重心力衰竭、心肺复苏后存在的室性期前收缩、处于持续室性心动过速（室速）发作间期的室性期前收缩、伴有QT间期延长的室性期前收缩。其他急性临床情况，如严重呼吸衰竭伴低氧血症、严重酸碱平衡紊乱等，均可以采用纠正低氧、低钾、低镁，抗炎和改善内皮功能（他汀类调脂药、阿司匹林、血管紧张素转换酶抑制剂、螺内酯）等方法改善基础病理状态，从总体上把握病情，以降低缺血性和非缺血性心脏病的发病率和病死率。

对室速患者治疗除针对病因（补钾、停药）外，首选25%硫酸镁1～2克静脉注射，奏效后继以每分钟1毫克静脉滴注，连用12～48小时。异丙肾上腺素曾作为首选药物（每500毫升含药0.5毫克静脉滴注），因用量过大可导致心室颤动现已少用，若药物治疗无效，可用食管心房调搏或历史心内膜起搏，通常起搏频率为每分钟100次，多能控制室速。室速发作时伴低血压、昏厥者，应立即进行电击复律继以利多卡因静脉滴注维持。如发作时无血流动力学改变，立即静脉注射利多卡因50～75毫克，2分钟后无效再用50毫克，继以每分钟1～4毫克静脉滴注维持。利多卡因无效可用普鲁卡因胺、普罗帕酮、胺碘酮、溴苄胺等药物治疗。

✱109. 如何治疗器质性心脏病伴发室性心动过速

室性心动过速（室速）患者，无器质性心脏病时与室性期前收缩处理相同；有器质性心脏病时，按恶性室性心律失常进行防治。

（1）对于器质性心脏病患者发生的非持续性室速，可能是恶性室性心律失常的先兆，应认真评价预后，并积极消除病因和诱因。目前，不推荐进行心腔内电生理检查评价预后。

（2）积极防治器质性心脏病，并纠正心力衰竭、电解质紊乱、洋地黄中毒等；在此基础上应用大剂量β受体阻滞药、血管紧张素转换酶抑制剂和螺内酯有助于改善心室重构、控制非持续性室速。

（3）对于治疗效果不佳，非持续性室速或持续性室速发作频繁、症状明显者，可以按持续性室速处理，用埋藏式心脏复律除颤器（心脏除颤仪）并用胺碘酮和大剂量β受体阻滞药预防心律失常或减少发作。大剂量β受体阻滞药预防非持续性室速或持续性室速发作的疗效明显超过胺碘酮。

（4）对于电生理检查能诱发持续性室速者，应按持续性室速处理。如果患者左心功能不全，并诱发出有血流动力学障碍的持续性室速或心室颤动，应该埋藏心脏除颤仪。无条件植入心脏除颤仪者，按持续性室速给予大剂量β受体阻滞药和（或）胺碘酮进行防治。

对于器质性心脏病伴心力衰竭者，大剂量β受体阻滞药、血管紧张素转换酶抑制剂和螺内酯有助于改善心室重构、控制非持续性室速，并改善预后。

✳ 110. 如何治疗持续性室性心动过速

持续性室性心动过速（持续性室速）是指宽大畸形的QRS波群（与窦性节律的QRS波群形状明显不同）连续发生，超过窦性节律，并与窦性心律形成的P波发生交界区的干扰性房室脱节，持续30秒以上；或持续时间虽未达30秒以上，但是反复发生晕厥或明显血流动力学障碍者。若窦性心律形成的P波抢先夺获房室交界区并下传心室时，则在连续出现的室速QRS波群图形中夹杂有正常窦性心律下传的QRS波群，则进一步证实心动过速为持续性室速。发生于器质性心脏病患者的持续性室速多预后不良，容易发生心脏猝死。

（1）防治基础心脏病并及时治疗室速本身：基础心脏病包括严重心肌缺血、心力衰竭、缺氧、酸中毒、电解质紊乱、洋地黄中毒等。

（2）终止室速：有血流动力学障碍时立即同步电复律，如伴发晕厥、多形性室速或恶化为心室颤动时，应立即非同步电复律。

（3）药物复律需要静脉给药：常用利多卡因，易出现消化道和神经系统不良反应，也会加重心功能不全。利多卡因半衰期短，数分钟药物作用即可消失，便于继续使用其他药物。胺碘酮静脉用药安全有效，可在心功能不全时应用。心功能正常者可以使用普鲁卡因胺或普罗帕酮。多形性室速QT间期正常者，先静脉给予β受体阻滞药，常用美托洛尔5～10毫克稀释后在心电监护下缓慢静脉注射，室速终止立即停止给药。β受体阻滞药无效者，再使用利多卡因或胺碘酮。药物治疗无效应予电复律。心率在每分钟200次以下的血流动力学稳定的单形性室速可以放置右心室临时起搏电极，通过抗心动过速起搏终止发作。

（4）预防复发：排除急性心肌缺血和梗死、电解质紊乱、药物影响等可逆性因素或一过性因素导致的持续性室速后，通常持续性室速是埋藏式心脏复律除颤器（ICD）治疗的明确适应证。CASH和AVID试验结果表明，ICD可显著降低这类患者总病死率和心律失常猝死率，效果明显优于包括胺碘酮在内的抗心律失常药。心功能正常的患者，也可选用索他洛尔或普罗帕酮。注意索他洛尔有引起扭转型室速的可能性，应在医院内开始用药，待临床状况稳定和用药达到稳态后再转出医院外观察用药。如果用药前曾经使用过胺碘酮，需待QT间期恢复正常后再使用索他洛尔。索他洛尔的β受体阻滞作用明显，需时刻警惕其减慢心率和负性肌力作用。普罗帕酮也可引起心功能不全和致心律失常作用，用药过程中需要密切注意观察。

无条件安置心脏除颤仪的患者，根据最近公布的临床试验结果，使用β受体阻滞药抗持续性室速发作的结果明显优于胺碘酮，因此，可优先给予大剂量β受体阻滞药，并合用胺碘酮治疗。在心力衰竭时，应用β受体阻滞药应该从小剂量开始，逐渐增加剂量，直至靶剂量或最大耐受剂量，若发生心动过缓，可安装永久心脏起搏器，在心脏起搏器保护下用药。

✳ 111. 如何治疗扭转型室性心动过速

扭转型室性心动过速（扭转型室速）是指宽大畸形、形状多变的QRS波群连续发生，R-R间期不整齐，连续发放5～10个波群后，QRS波主波方向围绕基线轴发生方向上下转化，终止后可短期恢复窦性心律，反复发作。扭转型室速易恶化为心室颤动，多见于QT延长综合征患者。

QT延长综合征可以是先天的，也可以是后天获得性的。先天性QT延长综合征是控制离子通道的基因异常所致。根据基因突变位点的不同，将先天性QT延长综合征分为Ⅰ～Ⅴ型。其中Ⅰ、Ⅱ型为不同的钾通道异常；Ⅲ型为复极时钠通道反复开放；Ⅳ、Ⅴ两型的基因型变异尚未完全阐明。临床上Ⅰ、Ⅳ两型临床症状多在运动或情绪激动时发生；Ⅲ型扭转型室速多发生在睡眠中；Ⅱ型扭转型室速可发生在运动、激动、熟睡与唤醒之间。QT延长综合征合并下列情况时应作为高危患者，给予高度重视：先天性耳聋、婴幼儿、有猝死家族史、T波电交替、QTc间期高于600毫秒。获得性QT延长综合征可由电解质紊乱如低钾血症、低镁血症引起；也可见于严重心动过缓时，如严重窦性心动过缓、完全性房室传导阻滞伴缓慢心室逸搏；也可由药物引起，如Ⅰa、Ⅰc或Ⅲ类抗心律失常药、非竞争性抗组胺药（如阿司咪唑）、三环抗抑郁药等。因此，防治扭转型室速时，必须及时识别并认真处理QT延长综合征。

（1）结合病因进行处理：对于先天性QT延长综合征，应该注意避免延长QT间期的各种药物和诱发因素。①避免使用延长QT间期的药物，包括用于心血管系统以外的治疗药物；②不论是否有症状或猝死的家族史，均应使用β受体阻滞药，并达到患者能够耐受的最大剂量；③针对基因异常的钾通道开放剂或钠通道阻滞药可使QT间期缩短，但预防心律失常的疗效尚不清楚；④采用心脏起搏来消灭长间歇对预防间歇依赖性扭转型室速（见于Ⅱ、Ⅲ型先天性QT延长综合征）有效，合用大剂量β受体阻滞药治疗时，也可预防严重心动过缓发生；⑤对于发生过心搏骤停的幸存者，合理的治疗措施是安置心脏除颤仪；⑥对已使用大剂量β受体阻滞药仍有晕厥发作者，还可考虑左侧第4～5交感神经节切除术。

（2）扭转型室速发作期的紧急治疗措施如下：①首先采用药物终止扭转型室性心动过速，首选硫酸镁，首剂2.5～5.0克静脉推注3～5分钟，然后以每分钟2～20毫克速度静脉滴注。大多数情况下硫酸镁静脉应用非常有效。若无效时，可试用利多卡因、美西律或苯妥英钠静脉注射，一般没有静脉应用硫酸镁有效；若治疗效果仍不佳时，可以试用心脏起搏治疗。起搏治疗可以消除心动过缓，消除长间歇，缩短QT间期，预防心律失常进一步加重。另一有效的治疗措施为，异丙肾上腺素静脉滴注以增快心率，能够有效缩短QT间期，但有可能使部分扭转型室速恶化为心室颤动，使用时必须注意。异丙肾上腺素静脉滴注适用于获得性QT延长综合征和心动过缓所致的扭转型室速。②扭转型室速发作终止后必须寻找并处理QT间期延长的原因，如低钾、低镁或药物影响等，立即停用一切可能引起或加重QT延长的药物，并采用能够长时间稳定并提升血钾、血镁水平的措施。

扭转型室速极易发生晕厥和猝死。当心电图有明显QT间期延长时，即应警惕晕厥和猝死是QT延长综合征所致，应努力寻找病因，核查家族史，以减少心脏猝死的发生。

✳ 112. 如何治疗加速性室性自主心律

加速性室性自主心律为心室内心肌自律性增高形成的室性异位心律失常，其频率一般为每分钟60～110次。见于冠心病、风湿性心脏病、高血压病、心肌炎、扩张型心肌病、洋地黄过量、吸食可卡因等。也可发生于正常成人和儿童。在急性心肌梗死，特别是进行再灌注治疗时，其发生率可达80%以上。这是一种良性的异位心律，多为一过性。由于频率不快，通常患者可耐受。

由于加速性室性自主心律对血流动力学的影响不大，故认为不需积极纠正心律失常，而重点在于治疗原发病。但临床上可见到一些急性心肌梗死患者，相对较快的加速性室性自主心律可发展为快速的持续性室性心动过速，个别可并发心室颤动。心肌梗死并发加速性室性自主心律的治疗可采用下列方案：

（1）短阵发作的加速性室性自主心律，无须特殊处理。

（2）如果心室率超过75次/分钟（此时窦性心律大多也超过每分钟75次），或由室性期前收缩促发（兼有）病理性阵发性室性心动过速者，应给予利多卡因治疗（静脉注射或静脉滴注）以消除室性自主心律。

（3）以逸搏开始，窦性心律每分钟少于60次的患者，用山莨菪碱（654-2）

或阿托品一次，0.5～1.0毫克，皮下或肌内注射；用利多卡因50毫克以5%葡萄糖溶液10～20毫升稀释后静脉推注（或稀释在100～200毫升液体中静脉滴注）。

应用较大剂量的阿托品后，随窦性心律的增快，加速性室性自主心律可暂时性消失。但这并不一定意味着异位节律被控制，因为窦性心律加快超过异位节律的频率就可以控制心室活动，所以当窦性心律重新减慢时，仍有可能出现加速性室性自主心律。

加速性室性自主心律可伴发室性期前收缩，如发生频繁则应消除室性期前收缩。可应用利多卡因、普鲁卡因胺静脉滴注。

口服苯妥英钠、美西律（慢心律）疗效轻微，地西泮等镇静剂有一定帮助。普萘洛尔、维拉帕米等药物具有负性变时性效应，当属本症禁忌。

❋ 113. 房室传导阻滞如何药物治疗

（1）完全性房室传导阻滞的治疗：①异丙肾上腺素，以0.5～2毫克溶于5%葡萄糖溶液250～500毫升中静脉滴注，要控制滴速以心室率维持在60～70次/分为宜。避免过量，否则可加快房率而使传导阻滞加重，并有可能导致严重的室性心律失常。也可用5～10毫克，舌下含化，每2～6小时1次。②阿托品0.3～0.6毫克，每2～6小时1次，必要时可肌肉或静脉注射0.5～1毫克，每1～2小时1次。③麻黄素。④乳酸钠及碳酸氢钠，用克分子溶液100～200毫升静脉注射或滴注。⑤烟酰胺。⑥禁用抑制心肌的药物，如普萘洛尔、奎尼丁及普鲁卡因胺等。⑦病因治疗。

（2）阿-斯综合征的治疗：①心脏按压、吸氧。②0.1%肾上腺素0.3～1毫升，肌内注射，必要时亦可静脉注射。2小时后可重复一次。亦可与阿托品合用。③心室颤动者改用异丙肾上腺素1～2毫克溶于10%葡萄糖溶液200毫升中静脉滴注。必要时用药物或电击除颤。④静脉滴注克分子乳酸钠或碳酸氢钠100～200毫升。⑤对反复发作者，合用地塞米松10毫克，静脉滴注，或以1.5毫克，每日3～4次口服，可控制发作。但房室传导阻滞仍可继续存在。对节律点极不稳定，反复发作阿-斯综合征者，节律点频率不足以维持满意的心排血量，肾、脑血流量减少者，可考虑采用人工心脏起搏器。

（3）一度及二度房室传导阻滞的治疗：①二度Ⅱ型房室传导阻滞的治疗同完全性房室传导阻滞。②一度及二度Ⅰ型房室传导阻滞，若心室率在50次/分以上，且又无症状者，可不给予特殊药物治疗。否则可用阿托品0.3～0.6毫克，每4～6小时口服一次。也可用异丙肾上腺素10毫克，每4～6小时舌下含服一次。

✱ 114. 心律失常患者都需要长期服药吗

对于有些心律失常是不需要服药治疗的，如一度房室传导阻滞、心率每分钟在50次以上的窦性心动过缓、不完全或完全性左束支或右束支传导阻滞、窦性心动过速及呼吸性窦性心律不齐等。除了需进行抢救的心室颤动、室性心动过速等严重心律失常外，需要长期服药或住院治疗的心律失常还有：

（1）窦性停搏，发生频繁、症状明显者应积极治疗。

（2）窦房阻滞，常伴有其他心律失常，需住院治疗。

（3）室性期前收缩，尤其是频发的、多源的、RonT型的室性期前收缩。

（4）心房扑动与心房颤动，多继发于风湿性心脏病、冠心病、高血压性心脏病，需长期治疗原发病。发作时，心室率快，应及时纠正。

（5）二度Ⅱ型房室传导阻滞及三度房室传导阻滞，其心室率缓慢并影响血流动力学，应长期服药或住院治疗，以改善症状、预防阿-斯综合征为主。经系统治疗无效的高度房室传导阻滞者，应安装人工起搏器。

✱ 115. 如何治疗心肌炎

对细菌、真菌、原虫感染性心肌炎，应采用抗细菌、抗真菌、抗原虫药物治疗。病毒性心肌炎尚无有效的抗病毒药物。动物实验证明，病毒是在细胞内破坏心肌细胞，心肌中病毒存在不超过18天，至感染第21天已不能从心肌中分离出病毒。因此，抗病毒治疗主要用于疾病的早期。一般抗病毒药不能进入细胞，因而无效。利巴韦林通过阻断病毒一些酶的活性，以抑制病毒核酸的合成，从而阻断其复制。经动物实验表明，该药治疗小鼠病毒性心肌炎有一定的疗效，但临床效果尚不肯定。临床用量每日每千克体重为10～15毫克，分两次肌内注射或静脉缓慢注射。也有人提出应用干扰素及转移因子治疗病毒性心肌炎，但临床价值尚未肯定。病毒性心肌炎在急性发病后多伴有免疫功能下降，特别是细胞免疫功能降低，当出现反复感染时，可选用细胞免疫增强剂胸腺素，每千克体重用药0.1毫克，每周肌内注射2～3次，30次为1疗程，完成疗程后，作用可维持1～2年。或在前臂皮肤接种灭活卡介苗以增强机体的特异性免疫力。方法是在前臂滴药处皮上划痕1～1.5厘米长，两划，隔天1次，4周后改为每周2次，共30次，作用可维持年余。

心肌炎活动期应完全休息，重症心肌炎应严格卧床休息，直到症状消除、心电图及X线变化恢复至正常再逐步起床活动。充分休息有助于缩小心脏、改善心功能。过早恢复体力劳动可推迟病变恢复，甚至使病情加重。有医生主张，把恢复期运动试验中心电图有无缺血改变或再度出现心律失常作为可否恢复工作的参考指标。

如有心力衰竭应及时控制。应用洋地黄类强心药物须谨慎，因此时心肌对药物的敏感性增高，较易发生毒性反应，故宜先从小剂量开始，逐步增加剂量，亦可加用利尿剂和血管扩张药物。心肌炎伴有持久心力衰竭者易有栓塞性并发症，可考虑采用抗凝治疗。

对不同心律失常应给予适当的抗心律失常药物治疗。对高度房室传导阻滞伴阿-斯综合征发作的患者安置临时人工心脏起搏器可有效控制发作，增加存活率。

肾上腺皮质激素可使严重心肌炎患者的心力衰竭缓解，严重心律失常（如高度房室传导阻滞）减轻或消除；用于风湿性心肌炎或过敏所致的心肌炎均有效。至于病毒性心肌炎是否应用肾上腺皮质激素尚有争议。动物实验中肾上腺皮质激素用于急性期，可抑制干扰素的合成，使机体防御能力下降，加速病毒增殖，引起感染扩散，促进病情发展。故认为对轻症患者不宜应用肾上腺皮质激素，尤其在发病最初10天内。但对于重度的心肌炎，有高度房室传导阻滞、急性心力衰竭或心源性休克时，激素仍应采用，以抑制抗原抗体反应，减少过敏反应，促进炎症吸收。病毒性心肌炎慢性期以自身免疫反应为主，抑制性T细胞功能减退和自然杀伤细胞不足。因此，对常规抗心力衰竭治疗无效的重症患者可应用免疫抑制药治疗，有介绍应用泼尼松龙和硫唑嘌呤，疗程不少于6个月，应用10～12个月疗效较好。

促进心肌代谢以利于受损心肌细胞的恢复。常用的药物有极化液、三磷酸腺苷二钠、辅酶A、肌苷、1,6-二磷酸果糖、大剂量维生素C，中药丹参、黄芪、生脉饮等亦有有益作用。

✱ 116．如何治疗克山病

克山病的治疗应采用综合措施，包括抢救心源性休克、控制心力衰竭和纠正心律失常等。

急型克山病尽可能做到"三早"，即早发现、早诊断、早治疗。大剂量维生素C静脉注射，一般可应用1周左右。改善心肌代谢药如辅酶A、辅酶Q_{10}、三磷酸腺苷二钠均可选用。冬眠疗法适用于频繁呕吐、烦躁不安者。用药后由于机体代谢率减低，心肌氧耗减少，有利于心功能恢复。成人用氯丙嗪、异丙嗪、哌替啶肌肉注射或静脉滴注。频繁呕吐者还可用甲氧氯普胺，并纠正酸碱平衡及电解质紊乱。地西泮亦可应用。对低血压或休克患者应用维生素C和补充血容量后血压仍未回升时，可应用血管活性药物如多巴胺、间羟胺和去甲肾上腺素等。如低血压同时有左心衰竭，除可用强心药外，亦可将多巴胺或多巴酚丁胺与硝普钠合用，并根据血压调节药物浓度与滴注速度。急型、亚急型有心力衰竭者，宜用快速洋地黄制剂，如毛花苷丙或毒毛花苷K稀释后静脉注射。上述治疗效果不佳者，尚可选用多巴酚丁胺、氨力农和米力农。此外，用血管扩张药治疗急、慢性心力衰竭，疗效较好。肺水肿时还可静脉注射呋塞米或丁脲胺等快速利尿剂。频发室性期前收缩、室性心动过速，可静脉注射或滴注利多卡因及硫酸镁，待病情基本控制后可选用下列口服药维持，如美西律、普罗帕酮、胺碘酮、丙吡胺、奎尼丁、β受体阻滞药等。室上性心动过速或快速心房颤动可静脉注射毛花苷丙。高度或三度房室传导阻滞心室率慢者，可选用肾上腺皮质激素、阿托品、异丙肾上腺素等治疗，必要时安置人工心脏起搏器治疗。

慢型克山病主要控制心力衰竭和心律失常，并防止感染、过劳、受寒等诱因，以免加重心脏负担。强心药一般选用地高辛口服，根据个体化原则，并随病情需要调整用量。利尿剂适用于有水肿者，可间断或每日口服氢氯噻嗪、螺内酯和呋塞米等。应注意水、电解质平衡，并随时予以纠正。血管扩张药可用于上述治疗效果不佳者，尤适用于顽固性心力衰竭。可选用硝酸异山梨醇酯、哌唑嗪、肼屈嗪、酚妥拉明、卡托普利、硝普钠等。此外，亦可选用多巴胺、多巴酚丁胺、氨力农等非洋地黄强心剂。心律失常治疗同急型克山病。

亚急型克山病治疗原则同慢型，伴有心源性休克者按急型治疗。

潜在型克山病要防止感染、过劳并注意营养，定期随访观察。

重症急型可在发病后几小时内死亡。慢型、亚急型患者心脏明显扩大，且多次出现心衰者预后较差。

✳ 117. 如何治疗感染性心内膜炎

感染性心内膜炎药物治疗应选择较大剂量的青霉素类、链霉素、头孢菌素类等杀菌剂，它们能穿透血小板-纤维素的赘生物基质，杀灭细菌，达到根治瓣膜感染、减少复发危险的目的。抑菌剂和杀菌剂的联合应用，有时亦获得良好的疗效。疗效取决于致病菌对抗生素的敏感度，若血培养阳性，可根据药敏试验选择药物。由于细菌深埋在赘生物中被纤维蛋白和血栓等掩盖，需用大剂量的抗生素，并维持血中有效杀菌浓度。有条件时可在试管内测定患者血清中抗生素的最小杀菌浓度，一般在给药后1小时抽取，然后按照杀菌剂血清稀释水平至少

1：8时测定的最小杀菌浓度给予抗生素。疗程亦要足够长，力求治愈，一般为4～6周。

对临床高度怀疑本病，而血培养反复阴性者，可凭经验按肠球菌及金黄色葡萄球菌感染治疗，选用大剂量青霉素和氨基糖苷类药物治疗2周，同时做血培养和血清学检查，排除真菌、支原体、立克次体引起的感染。若无效，改用其他杀菌剂，如万古霉素和头孢菌素。感染性心内膜炎复发时，应再治疗，且疗程宜适当延长。

近年来手术治疗的开展，使感染性心内膜炎的病死率有所降低，尤其伴有明显心力衰竭者，死亡率降低得更为明显。自然瓣膜心内膜炎的手术治疗主要适用于难治性心力衰竭。其他适应证有：药物不能控制的感染，尤其是真菌性和抗生素耐药的革兰阴性杆菌心内膜炎；多发性栓塞；化脓性并发症如化脓性心包炎、瓦氏窦菌性动脉瘤（或破裂）、心室间隔穿孔、心肌脓肿等。当出现完全性或高度房室传导阻滞时，可给予临时人工心脏起搏，必需时作永久性心脏起搏治疗。

绝大多数右侧心内膜炎的药物治疗可收到良效，同时由于右心室对三尖瓣和肺动脉瓣的功能不全有较好的耐受性，一般不考虑手术治疗。对内科治疗无效，进行性心力衰竭和伴有绿脓杆菌和真菌感染者常需外科手术，将三尖瓣切除或置换。为了降低感染活动期间手术后的残余感染率，术后应持续使用抗生素4～6周。

✳ 118. 如何防治心包炎

目前关于本病的治疗仍以对原发病的治疗为主。必要时可采取对症治疗措施，如胸痛者可给予止痛药，心包积液量大者可行心包穿刺术等。

急性期应卧床休息，呼吸困难者取半卧位、吸氧，胸痛明显者可给予镇痛剂，必要时可使用可待因或哌替啶，加强支持疗法。

结核性心包炎给予抗结核治疗，用药方法及疗程与结核性胸膜炎相同，也可加用泼尼松，以促进渗液的吸收，减少粘连。风湿性心包炎患者应加强抗风湿治疗。非特异性心包炎一般对症治疗，症状较重者可考虑给予糖皮质激素治疗。化脓性心包炎除选用敏感抗菌药物治疗外，在治疗过程中应反复抽脓，或通过套管针向心包腔内安置细塑料导管引流，必要时还可向心包腔内注入抗菌药物。如疗效不佳，仍应尽早施行心包腔切开引流术，及时控制感染，防止发展为缩窄性心包炎。尿毒症心包炎则应加强血液透析或腹膜透析，改善尿毒症，同时可服用消炎痛。放射性心包炎可口服泼尼松，停药前应逐渐减量，以防复发。

大量渗液或有心包填塞症状者，可施行心包穿刺术抽液减压。穿刺前应先做超声波检查，了解进针途径及刺入心包处的积液层厚度，穿刺部位有：①常于左第5肋间，心浊音界内侧1～2厘米处，穿刺针应向内、向后推进，指向脊柱，患者取坐位；②于胸骨剑突与左肋缘形成的角度处刺入，针尖向上、略向后，紧贴胸骨后推进，患者取半坐位；③对疑有右侧或后侧包裹性积液者，可考虑选用右第4肋间胸骨缘处垂直刺入，也可于右背部第7或8肋间肩胛中线处穿刺。为避免刺入心肌，穿刺时可将心电图机的胸前导联连接在穿刺针上。在心电图示波器及心脏B超监测下穿刺，如针尖触及心室肌，出现ST段抬高，必须严密检查绝缘是否可靠，以免患者触电。另外，使用"有孔超声探头"，穿刺针经由探头孔刺入，在超声波监测下进行穿刺，可观察穿刺针尖在积液腔中的位置及移动情况，使用完全可靠。

风湿性和非特异性心包炎很少引起心包填塞及缩窄性心包炎，结核性、化脓性及放射性心包炎较易发展为缩窄性心包炎，故应早期诊断，及时治疗，防止发展。

✳ 119. 如何治疗梅毒性心血管病

梅毒性心血管病应根据其具体表现分别与主动脉粥样硬化、纵隔肿瘤、心绞痛、心肌梗死及其他病因所致的主动脉瓣关闭不全相鉴别。

一般用青霉素治疗可控制病情发展，另一方面应根据病变的具体情况及并发症采取相应的措施。青霉素能杀灭梅毒螺旋体。多数病例经系统治疗后症状可明显改善，寿命有所延长。少数患者在青霉素治疗后24～48小时内发热、胸痛加剧，此因螺旋体大量被杀灭后引起全身反应及病变部位水肿所致（雅里施-赫克斯海默二氏反应）。故在治疗初期可使用肾上腺皮质激素以防止反应。

✳120. 如何防治心脏神经官能症

（1）心理治疗：①使患者了解本病的性质以解除其顾虑，使其相信并无器质性心血管病；②医护人员必须对患者有耐心，以获得他的信任和合作；③避免各种引起病情加重的因素；④鼓励患者进行体育锻炼；⑤鼓励患者自我调整心态，安排好作息时间，适量进行文娱、旅游。

（2）给予药物对症治疗。常用药品有酒石酸美托洛尔片、酒石酸美托洛尔控释片等。

心脏神经官能症大多不是心脏器质性疾病，只要积极治疗一般都能恢复，预后良好，但长期症状严重的患者可明显影响正常生活和工作。

预防心脏神经官能症要消除诱因，如忧虑、紧张、烦恼；纠正失眠；保证一般意义上正常人规律的生活；避免过度劳累和环境嘈杂等不良因素的影响。

✳121. 如何治疗风湿性心脏病

瓣膜病变不论是狭窄、关闭不全或两者同时存在，出现明显临床症状时都需要手术治疗，对病变瓣膜进行修复或置换。

（1）无症状期风湿性心脏病的治疗：治疗原则主要是保持和增强心脏的代偿功能。一方面应避免心脏过度负荷，如重体力劳动、剧烈运动等；另一方面亦需动静结合，适当做一些力所能及的活动和锻炼，增强体质，提高心脏的储备能力。适当地体力活动与休息，限制钠盐的摄入量，预防和治疗呼吸道感染。注意预防风湿热与感染性心内膜炎。合并心衰时，使用洋地黄制剂、利尿剂和血管扩张药。

（2）风湿性心脏病的手术治疗：对慢性风湿性心脏瓣膜病而无症状者，一般不需要手术；有症状且符合手术适应证者，可选择做二尖瓣分离术或人工瓣膜置换术。人工瓣膜置换术为治疗成人主动脉瓣狭窄的主要方法。无明显症状的心功能Ⅰ级患者不需手术治疗。心功能Ⅱ、Ⅲ级患者应行手术治疗。心功能Ⅳ级者应先行强心、利尿等治疗，待心功能改善后再行手术。伴有心房颤动、肺动脉高压、体循环栓塞及功能性三尖瓣关闭不全者亦应手术，但手术危险性增大。有风湿活动或细菌性心内膜炎者应在风湿活动及心内膜炎完全控制后6个月再行手术。

（3）风湿性心脏病并发症的治疗：①心功能不全的治疗。②急性肺水肿的抢救。③心房颤动的治疗。

✳ 122. 如何治疗风湿性心脏瓣膜病

（1）一般治疗：①限制体力活动。②预防上呼吸道感染及感染性心内膜炎，在拔牙、术前、术后用抗生素2～3天。③检查有无风湿热活动，若有应抗风湿治疗。

（2）并发症治疗：①心力衰竭；②心房颤动、心房扑动，复律；③感染性心内膜炎；④栓塞，血管扩张药+抗凝治疗。

（3）介入性治疗：经皮腔内球囊瓣膜成形术，适于单纯二尖瓣狭窄（中度狭窄、瓣口面积0.8～1.2平方厘米），无明显关闭不全，无心房颤动与血栓。

（4）外科治疗：①二尖瓣分离术；②瓣膜置换术，适于联合瓣膜病变或合并二尖瓣关闭不全、瓣膜钙化或呈漏斗型狭窄、二尖瓣分离术后再狭窄。

七、防治心血管病的中医妙招

✳ 123. 充血性心力衰竭如何辨证治疗

（1）气阴两虚：心悸气短，动则加剧，神疲乏力，心烦不寐，头晕，盗汗，口干舌燥。舌红少苔，脉细数或结代。方用人参、沙参、炙甘草各10克，生地黄、酸枣仁、麦冬各15克，五味子5克，生黄芪20克。脉结代者，加山豆根10克；气短较甚者，重用黄芪至40克，加党参20克。水煎取汁，分次服用，每日1剂。

（2）阳虚水停：心悸气喘，形寒肢冷，腰酸尿少，全身水肿或伴有腹水，精神萎靡，面色苍白或发绀。舌质黯淡，舌体肥大，边有齿印，苔白滑，脉沉细无力或结代。方用制附子、干姜、肉桂、白术、泽泻各10克，茯苓、白芍、桂枝、猪苓、葶苈子各15克，车前子30克，黄芪20克。若面色发绀，舌质黯淡，充血性心力衰竭为缺血性心脏病、肺源性心脏病所致者，加水蛭10克，重用黄芪至40～60克；若兼有咳嗽、痰多者，加鱼腥草、枇杷叶各20克。水煎取汁，分次服用，每日1剂。

（3）痰浊壅盛：咳逆倚息，不能平卧，咳痰稠或痰薄量多，胸中憋闷，泛恶腹胀。舌黯红或黯淡，苔腻或白滑，脉弦滑或结代。方用麻黄、杏仁、半夏、干姜、五味子、葶苈子、桂枝各10克，细辛3克，甘草5克。咳痰多者，加石菖蒲、陈皮各10克；胸闷、腹胀甚者，加陈皮10克，茯苓15克。水煎取汁，分次服用，每日1剂。

（4）血瘀阻滞：心悸怔忡，气急动则更甚，口唇发绀，面颧暗红，肝脏肿块，下肢水肿。苔白润或白腻，舌质紫黯，或有瘀斑，脉细涩，或结代。方用桃仁、红花、水蛭、泽泻、猪苓、茯苓、桂枝各10克，党参15克，益母草、黄芪各20克。瘀血甚、出现心绞痛者，可酌情加三七10克，细辛3克；乏力气急，动则尤甚者，重用黄芪至40～60克。水煎取汁，分次服用，每日1剂。

（5）阴竭阳脱：四肢厥逆，冷汗淋漓，喘息欲脱，烦躁不安，面色黧黑、晦滞，全身水肿，小便量少。舌质淡白，脉沉微欲绝，或散乱无根。方用红参、附子、干姜、炙甘草、麦冬、五味子各15克，生龙骨、生牡蛎各30克。四肢厥逆，冷汗淋漓者，可重用红参至30克，加肉桂10克；脉散乱无根者，可加山豆根10克。水煎取汁，分次服用，每日1剂。

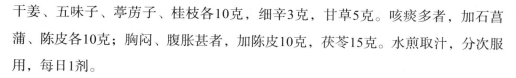 124. 充血性心力衰竭如何针刺治疗

（1）毫针：取内关、间使、少府、郄门、曲泽为主穴；心气不足、肝气郁结者加太冲、章门、肝俞；气阴两虚、脉络瘀阻者加关元、归来、气海、血海；心脾两虚、肺气不降者加中脘、天枢、气海、足三里、膻中；阳虚水泛、上凌心肺者加水分、中极透曲骨。施术时深刺，平补平泻，不留针。每日1次，10次为1个疗程，每疗程间歇期可休息3～5天。

（2）芒针：取巨阙、上脘、心俞、内关、中极、归来、足三里为主穴；配穴取天突、列缺、秩边、带脉。针巨阙时患者仰卧，两手上举，均匀、小幅度呼吸，针刺4寸深时感应先上后下，散至少腹时即出针。针带脉时，按带脉循行方向环腹而行，深刺6～8寸。针秩边时，要求先放射至会阴部，再下行至小腹用，内关宜捻上百次而不留针。

（3）水针：取内关、间使、定喘、肺俞、心俞穴。按常规方法操作，每穴

注入当归注射液0.5毫升，每日1次，10次为1个疗程。

（4）耳针：取心、皮质下、神门、内分泌、交感为主穴；风湿性心脏病者加肾上腺、风湿线（该穴位于耳舟中，从锁骨至肘，呈线状）；水肿重者加肾、脾；胸闷喘息者加肺、胸。施术时每次取3～5穴，中等刺激，留针30～60分钟，每日1次，两耳交替针刺，体质佳者可两耳同时针刺。

（5）手针：①取内关、间使穴。以毫针刺，平补平泻手法，一般不留针。②取寸平穴。以毫针刺0.3寸，捻转，使麻、酸、胀感放散至手指。③取心点、三焦点穴。以毫针刺0.5寸，中等刺激，留针15分钟。④取手伏脏、桡倒脏之相应心部位。以毫针浅刺，不留针。

（6）足针：①取足临泣、然谷、申脉穴。以毫针刺，提插捻转补法，留针20分钟。②取心、心痛点。足针按常规操作，中等强度捻转，留针20分钟。③足伏脏、胫倒脏之相应心、脾部位。以毫针刺，行轻提插捻转，留针20分钟。

125. 充血性心力衰竭如何敷贴治疗

取商陆100克，麝香1克，将商陆研成细末，每次取药末3～5克，加葱白1茎，捣融成膏，再加凉开水适量，调成糊状，并将麝香研细备用。施术时先取麝香0.1克放于神阙穴内（无麝香亦可），再将调好的药糊敷在上面，覆盖纱布，胶布固定。每日换药1次，一般贴药后24小时尿量即可显著增加，3～5天见效，7天为1个疗程。

126. 心律失常如何辨证治疗

（1）心脾两虚：症见心悸气短，疲倦乏力，纳呆腹胀，头晕自汗，动则加剧，舌质淡红，舌苔薄白，脉细弱无力或兼结、代。治宜健脾养心，补益气血。方用归脾汤：当归、龙眼肉、黄芪、人参、白术、茯神、远志、酸枣仁、木香、炙甘草。兼有血瘀，症见胸憋闷痛、口唇发绀者，加丹参、三七以活血通脉；暧气吐酸者，加海螵蛸、法半夏以降气抑酸；睡卧不安者加合欢皮以和胃安神。

（2）心阳不振：症见心悸不安，胸闷气短，面色苍白，畏寒肢冷，乏力气短，舌淡苔白，脉虚微或兼迟缓，或兼涩、结、代。治宜温补心阳，安神定悸。方用桂枝甘草龙骨牡蛎汤：桂枝、生龙齿、生牡蛎、炙甘草。兼心气不足、气短乏力者，加人参、黄芪以补气；兼血瘀心脉，心胸瘀痛者，加降香、当归、川芎以通心脉；兼痰阻心脉，胸闷、胸痛者，加瓜蒌皮、薤白、法半夏、石菖蒲豁痰开窍以通心脉；兼阳虚水泛，肢体浮肿者，加茯苓皮、猪苓、泽泻以温阳利水消肿。

（3）心阳虚脱：症见心悸气短，四肢厥冷，冷汗淋漓，面色苍白，表情淡漠，脉疾数微弱欲绝或疾数怪乱，或促涩无力。治宜回阳、固脱、复脉。方用参附汤：人参、附子。兼有阴伤而见舌红少苔者，人参改为西洋参，并加麦冬以养阴生津；兼见痰浊阻滞，心胸闷痛，舌苔浊腻者，加石菖蒲、法半夏、佛手以理气豁痰。

（4）心脉瘀阻：症见心悸不安，胸闷不舒，心前区刺痛，入夜尤甚，或见唇甲青紫，舌质紫黯或瘀斑、瘀点，脉涩或结代。治宜活血化瘀，理气通络。方用桃仁红花煎：桃仁、红花、丹参、赤芍、川芎、延胡索、香附、青皮、生地黄、当归。若兼气虚、心悸乏力者，可去香附、青皮，加党参、黄芪以益气养心；兼阳虚胸闷气短，畏寒肢冷者，去青皮、生地黄、红花，加淫羊藿、熟附子、肉桂以温心通阳。

（5）痰火扰心：症见心悸且烦，眩晕，胸闷，恶心、呕吐，头重身倦，痰多咳嗽，口苦，舌苔浊腻，脉弦滑或涩、结代。治宜清热化痰，宁心安神。方用黄连温胆汤：黄连、半夏、生姜、竹茹、枳实、炙甘草。若气虚者，去枳实、竹茹，加党参、黄芪，以益气豁痰；痰浊蕴久化热而见心悸失眠，胸闷烦躁，口干、口苦者，加黄芩、瓜蒌、川贝等以加强清热化痰之力。

（6）阴虚火旺：症见心悸不宁，心烦易梦，或五心烦热，口舌干燥，小便黄赤，大便干结，舌红少津，脉细数涩。治宜滋阴清火，养心安神。方用黄连阿胶汤：黄连、黄芩、阿胶、芍药、鸡子黄。若心气虚弱，心悸气短，疲倦乏力者，加西洋参或太子参；肾阴亏虚，虚火妄动，遗精腰酸者，加龟甲、熟地黄、知母、黄柏；阴虚而火热不明显者，可改用天王补心丹；若心火炽盛，低热口苦者，去当归，加黄连。

（7）气阴两虚：症见气短乏力，心悸怔忡，心烦失眠，五心烦热，自汗盗汗，舌淡红少津，苔少或无，脉细数或促涩、结代。治宜益气养阴，养心安神。方用炙甘草汤：炙甘草、人参、大枣、桂枝、生姜、生地黄、阿胶、麦冬、火麻仁。气虚甚者，加黄芪；血虚甚加当归、熟地黄；心烦失眠明显者加酸枣仁、柏子仁以安神助眠；肾阴不足，症见腰酸膝软，目眩耳鸣者，加冬虫夏草、龟甲、鳖甲以滋肾养心；兼心脉瘀阻，胸闷刺痛，舌有瘀点者，加丹参、三七活血通脉。

（8）心神不宁：症见心悸怔忡，善恐易惊，稍受惊吓则坐立不安，失眠多梦，梦中容易惊醒，舌淡苔白，脉虚数或时有结、涩。治宜养心安神，镇惊定悸。方用安神定志丸：龙齿、琥珀、磁石、朱砂、茯神、石菖蒲、远志、红参。冬天寒冷季节或不能耐受红参则改用西洋参。若无人参则用党参替代。若有自汗、盗汗者，可加黄芪、煅牡蛎以益气敛汗；胃肠不适便溏者去磁石、远志，加益智仁、藿香以行气健脾。

127. 期前收缩如何辨证治疗

（1）心神不宁：心悸，善惊易恐，坐卧不安，少寐多梦，胸膈不畅。舌苔薄白，舌边尖红，脉细数或代、促。方用当归20克，石菖蒲、白芍、川芎、枣仁、远志各10克，朱茯苓、熟地黄、龙齿、琥珀各30克。惊悸心胆虚怯者，可加炙甘草；心阴不足者，加麦冬、生地黄、五味子等。水煎取汁，分次服用，每日1剂。

（2）心血不足：心悸不宁，头晕乏力，面色无华，健忘少寐。舌质淡红，脉象细弱而数或结代。方用党参、黄芪、炒白术、茯苓、龙眼肉、当归、炙远

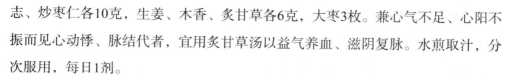

志、炒枣仁各10克，生姜、木香、炙甘草各6克，大枣3枚。兼心气不足、心阳不振而见心动悸、脉结代者，宜用炙甘草汤以益气养血、滋阴复脉。水煎取汁，分次服用，每日1剂。

（3）心气不足：心悸气短，神疲乏力，自汗，动则为甚。舌苔薄白，质淡红，舌体胖有齿痕，脉细弱、结代。方用党参、黄芪、麦冬、五味子各10克，炙甘草6克。气虚甚者，可用红参换党参，或加重党参、黄芪用量；兼见肢冷畏寒等心阳虚者，加桂枝、细辛；兼见血虚者，加生地黄、熟地黄、当归、酸枣仁、柏子仁。水煎取汁，分次服用，每日1剂。

（4）阴虚火旺：心悸不宁，心烦少寐，头晕耳鸣，手足心热。舌红少苔或无苔，脉细数或结、促。方用丹参15克，当归20克，党参、玄参、天冬、麦冬、黄连、炙甘草各10克，苦参、珍珠母、龙齿各12克。兼心血不足者，加当归、生地黄、枣仁、柏子仁；阴虚火旺而兼五心烦热，梦遗腰酸者，可用知柏地黄丸化裁，以滋阴降火。水煎取汁，分次服用，每日1剂。

（5）脾肾阳虚：心悸倦怠，少气懒言，大便溏薄，腹胀纳呆，腰痛阴冷，畏寒肢凉，小便不利。舌苔白腻，质淡，脉沉细迟或结代。方用熟附子（先煎）12克，白术、干姜、茯苓、泽泻、桂枝各10克，龙骨、牡蛎各15克，炙甘草30克。兼胸闷、胸痛等胸阳不振、心脉瘀阻者，可加薤白、延胡索、郁金；兼恶心呕吐、脘痞不舒者，可加半夏、陈皮。水煎取汁，分次服用，每日1剂。

（6）痰浊阻滞：心悸气短，胸闷脘痞，痰多，或有恶心。舌苔白腻或滑腻，脉弦滑。方用半夏12克，橘红、茯苓、制胆星、枳实各10克，炙甘草6克，石菖蒲、桂枝各9克。痰浊蕴久化热，痰热扰心而心悸、失眠、胸闷、烦躁、口干苦、舌苔黄腻、脉象滑数者，则宜清热豁痰、宁心安神，可用黄连温胆汤加味，或用白金片（白矾、郁金）。水煎取汁，分次服用，每日1剂。

（7）血脉瘀阻：心悸不宁，胸闷作痛，或心痛彻背，痛有定处。舌质紫黯，或有瘀点、瘀斑，脉弦或涩，或结代。方用当归、生地黄、枳壳、延胡索、赤芍、川芎各9克，红花、柴胡各6克，桔梗、桃仁、牛膝各12克，郁金、石菖蒲、丹参各10克。兼气虚者，去柴胡、枳壳、桔梗，加黄芪、党参、黄精；兼阴虚者，去柴胡、枳壳、桔梗、川芎，加麦冬、玉竹、女贞子、墨旱莲；兼阳虚者，加附子、桂枝、仙茅、淫羊藿等。水煎取汁，分次服用，每日1剂。

✳ 128. 期前收缩如何针刺治疗

（1）取少府、神门、心俞穴。每日1次，每次留针20分钟，5～7次为1个疗程。

（2）取心俞、内关、三阴交、通里、太冲等为主穴。心血不足者加神门、脾俞、膈俞，不寐加厉兑，眩晕加百会、风池。施术时平补平泻，留针20～30分钟，每日1次。可酌情加灸法。10天为1个疗程。

（3）房性期前收缩常取合谷、足三里、曲池等穴；室性期前收缩常取足三里、三阴交、条口、承山、中都、阑尾等穴。施术时按常规针刺法，并配合辨证取穴，每日1次，10次为1个疗程。

（4）取内关、三阴交穴。施术时针用补法，弱刺激，留针30分钟，每日1次，3次为1个疗程。

（5）取合谷为主穴，左右交替；配穴取足三里、曲池等。施术时采用平补平泻手法，得气后留针15～20分钟，每日1次，10次为1个疗程。

（6）取足三里、三阴交、条口、承山等穴。施术时采用平补平泻手法，得气后留针15～20分钟，每日1次，10次为1个疗程。

（7）取太渊、大陵、列缺、内关为主穴。胸闷、胸痛者配膻中、心俞、阴陵泉，心悸者配足三里、神门，短气者配足三里、气海，失眠者配四神聪、太溪。施术太渊穴时用1寸毫针，避开桡动脉直刺0.5寸，捻转行针；大陵用1寸毫针，直刺0.5寸，小幅度提插行针；内关用1寸毫针，直刺0.8寸，提插捻转行针；列缺用1.5寸毫针，平刺1寸，提插行针。皆用平补平泻手法，得气后留针30分钟。每日1次，7～10次为1个疗程。

（8）取心、神门、皮质下、胸区、交感等耳穴。施术时每次选用2～3个部

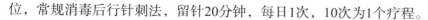

位，常规消毒后行针刺法，留针20分钟，每日1次，10次为1个疗程。

（9）取心、神门、肾、交感、皮质下等耳穴。施术时常规消毒耳穴部位，用胶布固定王不留行籽，每日按压4～6次，以有酸胀感为度，每次3～5分钟，保留7～10天。

（10）取心、小肠、交感为主穴；配穴取脾、肾、肺、皮质下、内分泌、肾上腺、耳迷根等耳穴为主穴。施术时将王不留行籽贴于菱形胶布上，后按压在耳穴上，每日按压40次，5天更换1次，10次为1个疗程。

✳ 129. 心房颤动如何辨证治疗

（1）气阴两虚：心悸胸闷，气短乏力，口干咽燥，心烦失眠。舌红少苔，脉弦细而促或结代。方用炙甘草、党参、桂枝、阿胶（烊化）各10克，生地黄、麦冬各15克，火麻仁20克，大枣5枚。气虚甚者，加黄芪，党参换红参；阴虚火旺者，加鳖甲、龟甲、黄柏、苦参。水煎取汁，分次服用，每日1剂。

（2）心肾阳虚：水肿尿少，心悸气短，咳喘不得卧，四肢厥冷。舌苔薄白，脉细数而促。方用制附子、鹿角胶（烊化）、五味子各9克，细辛3克，生黄芪、淫羊藿、菟丝子各30克，当归15克，桂枝12克，干姜10克，甘草6克。咳喘甚者，加白芥子、葶苈子；水肿甚者，加云茯苓、泽泻。水煎取汁，分次服用，每日1剂。

（3）痰热内阻：心悸心烦，胸闷气短，咳吐黄痰。苔黄腻，脉结代。方用黄连、法半夏各10克，陈皮、枳壳、竹茹、全瓜蒌各12克，茯苓15克，苦参20克。腹满者，加苍术；失眠者，茯苓换茯神。水煎取汁，分次服用，每日1剂。

（4）气虚血瘀：心悸不宁，气短乏力，胸闷不舒，心痛时作。舌质淡紫或有瘀斑，脉沉涩而结代。方用丹参30克，赤芍、益母草各15克，当归、红参、全瓜蒌各12克，檀香10克，砂仁6克。气虚甚者，加黄芪；胸闷、腹满者，加枳壳。水煎取汁，分次服用，每日1剂。

（5）肝郁气滞：心悸胸闷，两胁胀痛，易激动，喜太息，心情不畅时加重。脉弦而结代，舌边尖红，苔少。方用柴胡、枳壳、陈皮、甘草各10克，白芍、川芎、麦冬、生地黄各15克。心悸甚者，加龙齿、珍珠母；热象重者，加牡丹皮、栀子。水煎取汁，分次服用，每日1剂。

✳ 130. 房室传导阻滞如何辨证治疗

（1）心气亏虚：心悸气短，体倦乏力，动则尤甚，时时汗出。舌质淡，舌体胖，脉沉缓无力。方用党参、黄芪各30克，白术15克，当归、陈皮、升麻、柴胡各10克。兼血瘀者，加红花、桃仁、丹参、川芎；气虚甚者，重用黄芪。水煎取汁，分次服用，每日1剂。

（2）气阴两虚：心悸怔忡，头晕乏力，五心烦热，自汗口干。舌红，少苔或无苔，脉细无力。方用人参、麦冬、五味子、生地黄、枸杞子各15克，炙甘草、麦冬、桂枝、阿胶（烊化）各10克。兼血瘀，症见胸闷痛，舌有瘀血瘀斑者，加当归、赤芍、川芎；兼痰湿，症见胸脘痞闷，头晕目眩者，加瓜蒌、薤白、半夏、天南星。水煎取汁，分次服用，每日1剂。

（3）心血瘀阻：心悸不安，胸闷不舒，心痛时作，或见唇甲青紫。舌质紫黯或有瘀斑，脉涩或结、代。方用桃仁、红花、赤芍、牛膝、当归、柴胡、枳壳、桔梗各10克，生地黄、川芎各15克。兼气虚者，可加黄芪、党参；兼血虚者，加熟地黄、枸杞子、制何首乌；兼阴虚者，去柴胡、枳壳、桔梗、川芎，加麦冬、玉竹、女贞子、墨旱莲等；兼阳虚者，加附子、肉桂、淫羊藿、巴戟天；心悸、心神不安较甚者，加酸枣仁、柏子仁等。水煎取汁，分次服用，每日1剂。

（4）心肾阳虚：心悸气短，动则尤甚，头晕眼花，健忘耳鸣，神倦形怯，形寒肢冷，面色苍白，下肢水肿。舌淡苔白，脉沉细无力。方用人参15克，附子（先煎）、生姜、桂枝、炙甘草各10克，龙骨、牡蛎各30克。兼血瘀，症见胸闷痛，唇甲紫黯者，加红花、益母草；兼水肿者，加茯苓、猪苓、大腹皮，或用真武汤治疗。水煎取汁，分次服用，每日1剂。

131. 病态窦房结综合证如何辨证治疗

（1）心气不足：心悸气短，动则加剧，胸闷不适，面色无华，神疲肢倦，夜寐多梦。舌淡苔白，脉迟或结代。方用人参、麦冬各15克，五味子、当归、熟地黄各10克，黄芪、炙甘草各30克。若兼有血瘀，症见胸憋闷痛、口唇发绀者，加丹参、三七活血化瘀；兼脾虚，症见腹胀纳呆者，加木香、砂仁行气健脾。水煎取汁，分次服用，每日1剂。

（2）气阴两虚：心悸气短，劳则加重，疲倦乏力，头晕，五心烦热。舌红少苔，脉细微或结代。方用党参、麦冬、百合各15克，黄精、五味子、阿胶（烊化）各10克，黄芪、丹参各30克。兼有血虚，症见面色苍白，唇淡无华者，去五味子、麦冬、百合，加当归、白芍、酸枣仁、茯苓、熟地黄、白术、陈皮、炙甘草；偏于阴虚者，可用天王补心丹。水煎取汁，分次服用，每日1剂。

（3）心肾阳虚：心悸气短，胸闷刺痛，畏寒肢冷，甚则四肢厥逆，下肢水肿。舌暗红，边有齿印和瘀斑，苔薄白，脉沉迟。方用附子20克，麻黄、细辛、桃仁、当归、牛膝各10克，赤芍15克，川芎30克。若阳虚甚，四肢厥逆，脉微欲绝者，加鹿茸、吴茱萸；血瘀重者，症见面色青紫、唇甲青紫者，加三七、丹参、苏木；兼脾虚湿盛，症见小便清长，下肢水肿甚者，可配伍真武汤以温阳利水；兼心阳浮越，失眠烦躁者，加生龙骨、生牡蛎。水煎取汁，分次服用，每日1剂。

（4）脾肾阳虚：心悸怔忡，头晕昏蒙，气短乏力，胸闷如窒，恶心欲呕。舌淡，边有齿印，苔白腻，脉濡迟。方用瓜蒌、薤白、麻黄、细辛、桂枝各10克，附子、法半夏、白术各15克，茯苓20克。兼血瘀，症见胸痛者，加丹参、当归、延胡索、水蛭；晕厥反复发作者，加石菖蒲、远志、郁金。水煎取汁，分次服用，每日1剂。

（5）阴阳两虚：心悸头晕，胸闷痛，畏寒肢冷，口燥咽干，神疲乏力，形体消瘦，腰膝酸软。舌暗红，边有齿印和瘀斑，苔薄白，脉沉迟。方用桂枝、甘草、五味子各10克，龙骨、牡蛎各30克，人参、麦冬各15克。若阳虚欲脱，症见突然昏倒，汗出肢冷，四肢厥逆，面青唇紫，为本病重症，上方加红参、熟附子，以加强回阳救逆之效。水煎取汁，分次服用，每日1剂。

（6）痰瘀互结：心胸憋闷，阵发性胸痛，痛引肩背。舌质紫黯，苔白腻，脉迟、滑或结代。方用薤白、法半夏、川芎各12克，红花、生麻黄各10克，瓜蒌皮、苏梗各15克，熟附片、细辛各6克，丹参30克。痰瘀内结，日久化热，症见发热口干，舌红苔黄腻者，去细辛、熟附片，加黄芩、竹茹、陈胆星；大便秘结者，加生大黄、火麻仁；瘀血日久，心痛如刺者，加三棱、莪术；心前区绞痛发作时，加服冠心苏合丸或麝香保心丸。水煎取汁，分次服用，每日1剂。

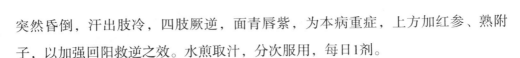 132. 病态窦房结综合证如何针刺治疗

（1）毫针：取穴。①内关、郄门、人中、足三里；②内关、膻中、三阴交；③心俞、膈俞、肾俞。缓慢型用①、③组穴，快慢交替型用②、③组穴。针刺①、②组穴时，患者仰卧位；针刺③组穴时，取俯卧位或侧卧位。用30号1.0～2.0寸毫针，采用捻转提插补法或平补平泻法为主，要求徐徐得气，以弱或中等强度针感为主，各穴得气后持续施术守气1分钟，留针15～20分钟。内关、郄门、足三里直刺入0.5～1.0寸，施小幅度捻转提插补法，令针感向上传导；人中向鼻中隔斜刺0.5寸，并单向捻转180°，施小幅度提插平补平泻法，频率为每分钟120～150次；膻中向下30°斜刺1.0寸，施捻转泻法；三阴交直刺疾入针0.8～1.0寸，施捻转提插平补平泻法，令针感向上传导；心俞、膈俞、肾俞以75°斜刺1.0～1.5寸，心俞、肾俞用捻转补法，膈俞用捻转提插平补平泻法，均令针感向深部传导。

（2）电针：取百会、素髎、心俞、间使、通里、大陵穴。常规消毒后，进针得气，接电针治疗仪，以连续波、患者能耐受为度。每次15～20分钟，每日1次，5～10次为1个疗程，每疗程间隔3～7日。

（3）耳针：取心、交感、皮质下、肾、神门、肾上腺穴。每次取4～5穴，强刺激，留针0.5小时到2小时，每日1次，两耳交替针刺，或用耳环针埋藏。

（4）激光针：取心俞、内关、通里穴。用氦氖激光交替照射上述穴位，每日1次，每次15分钟，10～12次为1个疗程，每疗程间隔3～5日。

（5）温和灸：取百会、气海、关元、足三里穴。用艾条温和灸，每日1次，10次为1个疗程。

133．慢性风湿性心脏病如何辨证治疗

（1）心脉瘀阻：两颧紫红，唇甲青灰，头晕乏力，心悸喘促，咳嗽或咯血，或见心痛。舌质青紫，或有瘀斑，脉涩结代，或脉细数。方用桃仁、川红花、苏木、当归、郁金10克，丹参、赤芍、川芎、延胡索各15克。咳甚者，加紫苏子、法半夏；咯血者，加三七末。水煎取汁，分次服用，每日1剂。

（2）气血亏虚：心中悸动，气短汗出，面色无华，倦怠乏力，头目眩晕，关节酸痛。舌质淡胖，脉象细弱。方用党参、龙眼肉、丹参各15克，黄芪、枣仁各30克，当归、桂枝、大枣、淮小麦各10克。有血瘀者，加桃仁、红花。水煎取汁，分次服用，每日1剂。

（3）心肾阳虚：面色晦暗，心悸水肿，咳嗽喘息，或不得卧，手足不温。苔薄质淡，脉沉细或结代。方用桂枝、熟附子、生姜皮、防己各10克，白术、茯苓各15克，黄芪30克。喘息不得卧、自汗者，加人参、五味子；心动悸、脉结代者，加炙甘草、柴胡。水煎取汁，分次服用，每日1剂。

（4）虚阳欲脱：心悸气喘，大汗淋漓，四肢厥冷，烦躁尿少，全身水肿。舌质紫黯，脉微欲绝。方用人参、熟附子各10克，龙骨30克，牡蛎、炙甘草各15克。阳气虚脱者，加黄芪、山茱萸。水煎取汁，分次服用，每日1剂。

134．慢性肺源性心脏病急性发作期如何辨证治疗

（1）寒痰瘀血：咳嗽气喘，遇寒加剧，胸痛憋气，面青唇紫，恶寒散热。舌质紫黯，苔薄白，脉浮紧或弦滑。用桃仁、红花、当归、赤芍、半夏、川芎、

炮附子、五味子、炙甘草各10克，炙麻黄8克，桂枝、干姜各5克，细辛6克。咳嗽加剧时，加款冬花、紫苏子、枇杷叶各12克；痰黏甚者，加桔梗、川贝母各12克。水煎取汁，分次服用，每日1剂。

（2）痰热瘀血：咳嗽气短，痰黄而黏或有血丝，胸胁胀满，身热口渴，目赤唇紫，甚则出现皮肤瘀斑，大便干燥。舌质暗或红，苔黄腻，脉滑数或弦滑数。方用麻黄、生甘草各6克，杏仁、黄芩、丹参、赤芍、桑白皮各10克，金银花、板蓝根各15克，鱼腥草、生石膏（先煎）各30克，芦根、冬瓜子各20克。痰热内盛者，加葶苈子、天竺黄各10克，鲜竹沥100毫升；出血者，加牛角、紫珠草各30克，牡丹皮、侧柏叶各10克。水煎取汁，分次服用，每日1剂。

（3）痰浊壅肺：咳嗽气喘，胸满闷胀，痰多黏腻。舌苔白腻，脉滑。方用半夏、陈皮、紫苏子、苍术、厚朴各12克，茯苓15克，白芥子、莱菔子各10克，炙甘草6克。痰从寒化为饮，外感风寒诱发，症见喘咳痰多，色白而有泡沫者，加麻黄、细辛各6克，防风12克。水煎取汁，分次服用，每日1剂。

（4）痰热蕴结：咳嗽气粗，胸膈烦闷不安，发热，痰黄而黏稠，难咳出，口干、口苦。舌红，苔黄腻，脉滑数。方用桑白皮15克，川贝母、白芥子、紫苏子各10克，黄芩、法半夏、莱菔子、金荞麦、鱼腥草、平地木各12克，一枝黄花6克。大便干结不通、小便黄赤者，加生大黄6克，火麻仁10克，山栀子、泽泻各12克。水煎取汁，分次服用，每日1剂。

（5）阳虚水泛：水肿，心悸，气短，不能平卧，尿少，腹胀，纳呆。舌淡白，苔白腻，脉沉虚或结代。方用茯苓、黄芪各30克，桂枝、栀子各12克，白术、大腹皮、猪苓、泽泻各15克，制附子10克，车前草20克，生姜、炙甘草各6克。若水肿甚者，加沉香、牵牛子各6克，万年青根10克，汉防己3克，椒目12克。水煎取汁，分次服用，每日1剂。

（6）痰瘀乘心：呼吸急促，喉中痰鸣，意识不清或昏睡不醒，躁动不安，或谵语秽语。唇绀面暗，唇舌青紫或紫黯，苔黑，脉滑数。方用法半夏、化橘红、制南星、枳实、郁金、桃仁、黄芩各12克，茯苓、石菖蒲、红花各15克，竹茹6克，鲜竹沥100毫升。兼有肝风内动者，加钩藤15克，僵蚕10克，羚羊角、全蝎各6克，同时送服安宫牛黄丸1粒，或静脉滴注清开灵注射液；阳气暴脱者，宜回阳救逆，加人参、制附片各10克，五味子、麦冬各12克。水煎取汁，分次服用，每日1剂。

✳ 135. 慢性肺源性心脏病缓解期如何辨证治疗

（1）肺肾两虚：呼吸浅促，声低气怯，咳吐白色泡沫状痰，腰酸肢冷，夜尿多。舌淡，脉沉细或结代。方用人参、淫羊藿、巴戟天各10克，麦冬、五味子各12克，熟地黄、紫石英、钟乳石各25克，蛤蚧1对。水煎取汁，分次服用，每日1剂。

（2）脾肾两虚：食少痰多，短气息促，纳后脘痞，腰酸腿软。舌淡，苔薄，脉沉细。方用桂枝、制附片、菟丝子各10克，茯苓、党参、磁石各30克，白术12克，熟地黄25克，山药、山茱萸各15克。水煎取汁，分次服用，每日1剂。

（3）心阳亏虚：喘咳心悸，咳痰清稀，面浮肢肿，小便量少。舌质淡胖，苔白滑，脉沉细。方用制附片、生姜、炙甘草各10克，桂枝、赤芍、大腹皮、汉防己各12克，白术15克，猪苓、茯苓各30克。水煎取汁，分次服用，每日1剂。

（4）气阴两虚：咳嗽痰少，痰难咳出，午后潮热，五心烦热，偶可咳血，气短气喘。舌红苔少或无苔，脉细数或弦滑。方用西洋参、葶苈子、地龙、川贝各10克，麦冬、女贞子、墨旱莲、五味子各12克，红花6克，三七5克。阴虚甚者，加生地黄25克，玄参15克，知母12克；咯血者，加仙鹤草、紫珠草各30克，阿胶15克。水煎取汁，分次服用，每日1剂。

（5）表虚不固：咳喘无力，动则气短，语音低怯，神疲少气，自汗怕冷，面色白。舌质淡，脉虚弱。方用黄芪40克，白术、茯苓各15克，防风、桔梗各12克，荆芥、前胡各10克，党参30克，炙甘草6克。水煎取汁，分次服用，每日1剂。

136. 慢性肺源性心脏病如何针刺治疗

（1）毫针：取心俞、肺俞、风池、大椎为主穴。加重期，肺肾虚外感型加天突、膻中、尺泽、太渊；脾肾阳虚水泛型加脾俞、肾俞、气海、足三里；痰浊蒙窍型加膻中、丰隆、列缺；元阳欲脱型加人中、涌泉、内关、关元。缓解期，肺脾气虚型加肾俞、脾俞、关元、气海；肺肾阴虚型加肾俞、气海、太溪、三阴交。局部消毒后按常规针刺，急性期每日1次，缓解期隔日1次，10次为1个疗程。

（2）电针：患者取坐位，头稍低，选大椎、二椎下、陶道穴。穴位局部皮肤常规消毒后，以28号2寸毫针缓慢刺入，深度一般在1.5～2寸之间，主要标志为手下落空感及通电后胸背部有电麻感。通电后如针感未传到胸部，以手法调整之。治疗机以G6805针灸治疗仪，频率、强度一般以患者能耐受为度。三穴可交替使用，隔日治疗1次，10次为1个疗程。治疗中必须严格消毒，针刺深度必须适当，逐渐增加电流强度，儿童、孕妇、有出血倾向者勿使用本法。

（3）温针：取足三里、定喘、丰隆、膻中、肺俞、肾俞、脾俞穴。患者取仰卧位，针刺足三里、丰隆，并将艾条剪成1～2厘米长艾炷套入针柄点燃，为了防止皮肤烫伤，可在针下放置纸垫。另外将艾条点燃采用雀啄式灸法重灸膻中、定喘穴。30分钟起针。再让患者取俯卧位，针刺肺俞、肾俞、脾俞，如上述方法温针治疗30分钟。每日1次，10次为1个疗程。

（4）芒针：心肺气虚取鸠尾、上脘、天突、足三里穴；上盛下虚取天突、气海、关元、秩边、三阴交穴。芒针按常规方法针刺，兼补泻手法。

（5）头针：取双侧胸腔区为穴位。局部常规消毒，快速针刺，用提插补法。留针30分钟，隔日治疗1次，5次为1个疗程。

（6）耳针：取脑、交感、肺、皮质、肾等耳穴。先可用毫针捻转数分钟，待病情缓解后再行单耳或双耳埋针24～48小时，隔日更换。耳针对呼吸衰竭有一定效果，作用缓慢而持久。

✻ 137. 心绞痛如何辨证治疗

（1）寒凝心脉：卒然心痛如绞，形寒，甚则手足不温，冷汗自出，心悸气短，或心痛彻背，背痛彻心，多因气候骤冷或骤遇风寒而发病或加重症状。苔薄白，脉沉紧或促。方用当归15克，桂枝10克，通草、细辛各5克，大枣8枚。寒甚而心背绞痛者，加制附片、花椒、薤白、荜茇各10克。水煎取汁，分次服用，每日1剂。

（2）痰浊闭阻：胸闷重而心痛轻微，肥胖体沉，痰多气短，遇阴雨天而易发作或加重，伴有倦怠乏力，纳呆便溏，口黏，恶心，咯吐痰涎。苔白腻或白滑，脉滑。方用全瓜蒌、薤白、制半夏各15克，陈皮10克，干姜5克。痰多咳嗽者，加杏仁10克，茯苓15克；舌苔黄腻、痰黄者，去干姜，加竹茹15克，胆南星、黄连各3克，天竺黄10克；胸闷气塞者，加桔梗、苏梗、制香附各12克。水煎取汁，分次服用，每日1剂。

（3）心血瘀阻：心胸疼痛剧烈，如刺如绞，痛有定处，甚则心痛彻背，背痛彻心，或痛引肩背，伴有胸闷，日久不愈，可因暴怒而加重。舌质暗红，或紫黯，有瘀斑，舌下瘀筋，苔薄，脉弦涩或结、代、促。方用桃仁、红花、当归、生地黄、川芎、牛膝、赤芍、枳壳各10克，桔梗、炙甘草各5克。胸部闷胀、气滞明显者，加檀香、沉香各3克；痛剧、恶寒肢冷者，加细辛5克，桂枝10克。水煎取汁，分次服用，每日1剂。

（4）心肾阴虚：胸痛时作，口干咽燥，心悸心烦，腰膝酸软，耳鸣头晕。舌红津少，脉细带数。方用熟地黄15克，麦冬、山药各12克，枸杞子、茯苓、龟甲各10克，炙甘草3克。潮热、盗汗、失眠者，加柏子仁、酸枣仁、五味子各10克；胸闷痛者，加当归、郁金各10克，川芎6克，丹参15克；头晕目眩，舌麻肢麻，面部烘热者，加天麻、女贞子各15克，生石决明、生牡蛎各30克。水煎取汁，分次服用，每日1剂。

（5）气阴两虚：胸闷胸痛，时作时止，心悸气短，倦怠懒言，面色少华，头晕目眩，遇劳则甚。舌偏红或有齿印，脉细弱无力，或结代。方用黄芪、党参、白芍各15克，白术、茯苓、熟地黄各12克，麦冬、当归、炙远志、陈皮各10克，五味子、甘草各6克。水煎取汁，分次服用，每日1剂。

（6）阳气虚衰：胸闷气短，心痛时作，汗出，畏寒肢冷，面色苍白，唇甲淡白或青紫。舌淡白或紫黯，脉沉微欲绝。方用红参12克，制附子（先煎）30克，桂枝、三七、生姜各10克，炙甘草6克。肾阳虚、夜尿多者，加锁阳、巴戟天、鹿角胶各10克；心阳虚、脉结代或迟缓者，红参加用至15克，细辛5克。水煎取汁，分次服用，每日1剂。

✳ 138. 心绞痛如何针刺治疗

（1）毫针：①寒凝心脉。取内关、郄门、血海、膻中、厥阴俞穴。内关、郄门进针0.5～0.8寸，平补平泻捻转手法，得气为度；血海进针0.8寸，平补平泻捻转手法，得气为度；厥阴俞针尖指向脊柱，捻转泻法；膻中平刺，针尖指向下，局部有胀感为度。以上穴位均留针20分钟。②痰火内结。取膻中、心俞、内关、郄门、丰隆穴。内关、郄门进针0.5～0.8寸，平补平泻捻转手法；心俞针尖指向脊柱，平补平泻，得气为度；膻中平刺，针尖向下，局部有胀感为度；丰隆捻转泻法，得气为度。以上穴位均留针20分钟。③痰浊闭阻。取内关、膻中、厥阴俞、中脘、丰隆、脾俞穴。内关、膻中针法同前；厥阴俞、脾俞刺向脊柱，得气为度；中脘呼吸补法；丰隆捻转泻法。各穴均留针20分钟。④气滞心胸。取内关、厥阴俞、巨阙、阳陵泉、太冲、期门、膈俞穴。先针厥阴俞、膈俞，针法同前，不留针；次针巨阙，仰卧举手取之，深刺1寸余；期门平刺或斜刺0.5寸；后针内关、阳陵泉，进针0.5～1寸。诸穴得气后，留针20分钟。⑤瘀血痹阻。取内关、郄门、膻中、厥阴俞、膈俞、血海穴。膈俞、厥阴俞、内关、膻中针法同前；郄门、血海捻转泻法。得气后留针20分钟。⑥心气不足。取内关、膻中、厥阴俞、足三里、气海穴。厥阴俞针刺向脊柱，捻转补法；内关、膻中、足三里、气海直刺进针0.5～1寸，捻转补法。留针20分钟。⑦心阴不足。取厥阴俞、巨阙、内关、足三里、关元、气海穴。厥阴俞刺向脊柱，捻转补法；巨阙、足三里、关元、气海捻转补法。得气后可加灸。

（2）电针：取心俞、厥阴俞、膈俞、膻中、郄门、内关、通里穴。每次选取3～4穴，针刺得气后，接电针仪，电流强度以患者能耐受为宜。急救时电刺激20分钟，平时则每次电刺激30分钟。每日1次，10次为1个疗程。

（3）头针：取胸腔区、血管压缩区。局部皮肤消毒后，常规针刺，进针后快速捻转3分钟，停5分钟，反复捻转3次，留针30分钟。捻转要使患者全身发热、汗出，针感强则效佳。

（4）耳针：取心、小肠、交感、皮质下为主穴；配穴取脑点、肺、肝、胸、降压沟、兴奋点、枕。心绞痛时配心、肾、神门、皮质下、肾上腺穴。每次选用3～5穴，心区可刺2根针。隔日治疗1次，留针1小时，12次为1个疗程。注意在针刺时，患者采取卧位，周身肌肉放松为宜。

（5）耳穴压籽：取心、交感、胸、肝为主穴。心烦、失眠、多梦加皮质下、神门；胸闷气短、身沉困重有痰加内分泌、脾；头昏、头痛加太阳、降压点；心痛剧烈加神门、心点等。先在耳部所选穴区探寻压痛点（有特殊的痛麻感），找到后画点为号，然后把胶布剪成0.5厘米×0.5厘米大小的方块，将王不留行籽粘在其中，对准穴位贴牢压紧。每隔1天换贴1次，两耳交替运用，10次为1个疗程。

✳ 139. 心肌梗死如何辨证治疗

（1）痰浊瘀阻：突起胸痛，胸闷如窒，汗出肢冷，甚则晕厥，恶心呕吐或体型肥胖，素嗜肥甘厚味。舌质红，边有瘀点，苔厚腻或黄，脉滑数。方用半夏、陈皮、枳壳、薤白、桃仁、红花、川芎、延胡索各10克，瓜蒌皮、丹参、茯苓各15克，甘草6克。心前区疼痛较甚者，加五灵脂、炒延胡索、蒲黄各10克；大便秘结者，加瓜蒌仁、大黄各15克；伴有晕厥者，取猪牙皂、细辛各等份，研细末，和匀，吹鼻取嚏，也可灌服苏合香丸。水煎取汁，分次服用，每日1剂。

（2）气滞血瘀：心前区持续性剧痛，可牵引至肩背，有的还可表现为下颌痛、牙痛、咽部哽噎感等。舌质边暗紫或有瘀点，脉涩或结代。方用桃仁12克，当归、赤芍、熟地黄、川芎、牛膝、红花、桔梗、三七、郁金、枳壳各10克。疼痛遇冷加重，面色苍白，舌淡，苔白，口不渴者，加制川乌、桂枝各10克；兼痰浊者，加瓜蒌皮15克，半夏、薤白各10克。水煎取汁，分次服用，每日1剂。

（3）气虚血瘀：胸痛，动则加重，休息减轻，伴短气、乏力、汗出、心悸。舌体胖大，有齿痕、瘀斑或瘀点，舌暗淡，苔薄白，脉沉细无力。方用炙黄芪30克，人参、丹参、地龙、茯神、当归、赤芍、川芎各10克。水煎取汁，分次服用，每日1剂。

（4）脾虚痰浊挟瘀：心悸，胸闷痛，眩晕，甚至晕厥，面色苍白，伴恶心呕吐，气短懒言，神疲纳呆，平素虚胖，咳嗽痰多。舌质淡白，边有齿痕，苔白腻，脉濡缓。方用党参、茯苓、白术、丹参、瓜蒌皮各15克，薤白、陈皮、半夏各10克，甘草6克。痰从热化者，加黄连5克；痰闭胸阳者，加荜茇、檀香各5克；痰浊阻滞，气滞血瘀明显者，可参照气滞血瘀型选加药物。水煎取汁，分次服用，每日1剂。

（5）心肾阴虚挟瘀：突然出现心前区疼痛，心悸，心烦失眠，面色潮红，手足心热，盗汗，或腰膝酸软。舌质红，或边有瘀点，少苔或无苔，脉细数。方用生地黄、山药、黄精、丹参各15克，牡丹皮、山茱萸、麦冬、天冬各10克，五味子6克。头晕目眩，面部烘热，舌麻肢麻者，加天麻、钩藤、菊花各10克，制何首乌、白芍各12克，生石决明30克；大便秘结者，加火麻仁15克，郁李仁10克；心烦不宁者，加柏子仁、酸枣仁各10克；疼痛明显者，可加当归、川芎、郁金各10克。水煎取汁，分次服用，每日1剂。

（6）气阴两虚挟瘀：胸闷胸痛，短气，乏力，心烦，口咽干燥，大便干或有低热。舌红，脉细数无力或结代。方用人参、五味子、炙甘草、桃仁、赤芍各10克，麦冬、玉竹、瓜蒌皮各12克，玄参、生地黄、黄芪、丹参各15克。胸部刺痛者，加三七（冲服）3克，或用延胡索10克，川芎15克；脉结代者，五味子用15～20克，再加苦参30克；烦躁不眠者，加茯神15克，酸枣仁10克，合欢皮12

克。水煎取汁，分次服用，每日1剂。

（7）心阳虚衰，寒凝心脉：卒然心痛，宛如刀绞，胸痛彻背，心悸怔忡，胸闷气短，畏寒肢冷，唇甲淡白。舌青紫或紫黯，或舌淡，苔白，脉沉细或结代。方用桂枝15克，附子、当归各12克，细辛5克，人参、降香各10克，干姜9克，三七粉（冲服）3克。肾阳虚较显著，见夜尿多、遗精等症者，可加温肾之药，如锁阳、鹿角片、巴戟天等；寒气盛，胸痛彻背者，重用附子、干姜，加花椒；阳虚水泛，水气凌心，喘、悸、肿并见者，可用真武汤加汉防己、猪苓、车前子。水煎取汁，分次服用，每日1剂。

（8）阳脱阴竭：四肢厥逆，大汗淋漓或汗出如油，心悸气喘加重，张口抬肩，喘促不能卧，神志淡漠或烦躁不安，甚则神志模糊不清。面色唇甲青紫，脉沉微细。方用附子、人参、麦冬、五味子各15克，干姜、甘草各10克。肾阳虚而兼有水饮上凌心肺，症见喘不得卧，咯吐白痰者，加真武汤合葶苈大枣泻肺汤；病情急者，可用红参粉调服，或独参汤灌服或鼻饲；心悸怔忡明显、大汗淋漓者，加龙骨、牡蛎。水煎取汁，分次服用，每日1剂。

✳ 140. 感染性心内膜炎如何辨证治疗

（1）热郁肺卫：症见发热，微恶风寒，少汗或无汗，头身疼痛，胸闷心悸，或咳嗽，或咽喉痒痛。舌尖红，苔薄黄，或薄白，脉浮数。治宜清热透表，解表宣肺。方用银翘散加减：金银花、淡竹叶、荆芥、牛蒡子各10克，连翘12克，鲜芦根15克，薄荷（后下）6克，生甘草4克。肺失清宣，症见咳嗽甚者，加炙紫菀、前胡；咳嗽痰多者，加杏仁10克，浙贝母15克；风邪束表，症见四肢关节疼痛者，加羌活、独活各10克；风热扰心，症见心悸胸闷明显者，加郁金、瓜蒌各10克，灵磁石（先煎）20克；头痛者，加桑叶、白芷、菊花。

（2）气分热盛：症见壮热，面赤，不恶寒，反恶热，大汗出，口渴喜冷饮，心悸胸闷，或胸痛气急，甚则不能平卧，或惊厥抽搐，或腹满胀痛，便秘尿赤。舌质红，苔黄燥，脉洪大或滑数。治宜清热解毒，养阴生津。方用白虎汤加减：生石膏（先煎）30克，知母、石斛、玄参各10克，牡丹皮10克，粳米12克，生甘草3克。夹有表证，症见恶风，头身疼痛者，加金银花、连翘各15克；胸络不和，胸痛者，加郁金、川芎各10克，丹参20克；胸闷气急者，加延胡索、枳壳、瓜蒌；腑气壅滞，腹满胀痛，大便秘结症重者，加生大黄（后下）5克，芒硝（冲服）10克；小便黄赤者，加车前子、白茅根；热盛动风，惊厥抽搐者，加钩藤（后下）15克，羚羊角粉（冲服）1克。

（3）热入营血：症见高热不退，身热夜甚，口干不欲饮，心悸心烦，夜寐不安，汗多尿少，斑疹隐隐或显露，或衄血、咯血、吐血，甚则神昏谵语。舌质红绛，苔黄或少，脉细数。治宜清营凉血，透热解毒。方用清营汤加减：水牛角（先煎）30克，生地黄15克，玄参10克，竹叶10克，黄连5克，牡丹皮10克，丹参15克。气虚见面色苍白，言语无力者，加黄芪、太子参各15克；血热瘀结，症见肝脾肿大，肢体偏瘫者，加红花6克，桃仁10克；热盛动血，迫血妄行，症见发斑，吐血者，加墨旱莲10克，藕节15克。热扰心神，见神昏谵语者，加安宫牛黄丸化服或鼻饲。

（4）阴虚内热：症见低热缠绵，潮热盗汗，手足心热，自汗盗汗，颧红唇赤，神疲乏力，口燥咽干，形体消瘦，心悸易惊，便秘尿少。舌质红，苔少或光剥，脉细数。治宜滋阴清热。方用青蒿鳖甲汤加减：青蒿15克，鳖甲（先煎）15克，生地黄12克，知母10克，牡丹皮9克，秦艽10克，地骨皮10克，银柴胡10克。阴虚较甚者，加玄参、制何首乌；盗汗明显者，加浮小麦30克，瘪桃干15克；心神失养，症见失眠者加柏子仁10克，酸枣仁12克；兼脾胃气虚，运化失司，症见便溏纳呆者，去生地黄、知母，加陈皮6克，炒白术10克。

（5）气阴两虚：症见低热日久不退，倦怠乏力，心悸怔忡，动则气短，失眠多梦，食少便溏。舌淡红，苔薄，脉沉细无力。治宜益气养阴。方用竹叶石膏汤加减：竹叶6克，石膏50克，半夏（洗）9克，麦冬（去心）20克，人参6克，炙甘草6克，粳米10克，沙参10克，山药10克，女贞子6克，花粉6克。心悸怔忡，失眠多梦者，加炒枣仁、远志、首乌藤；食少便溏，加茯苓、薏苡仁、谷芽。

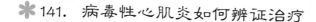

141. 病毒性心肌炎如何辨证治疗

（1）邪毒内蕴：咽痛，口干，胸闷，心烦，心悸，心慌，乏力，或有余热未清。舌质偏红，苔薄黄，脉结代。方用知母、牛膝、熟地黄、麦冬、连翘、浮小麦各15克，生石膏、金银花、板蓝根各30克，柏子仁10克。表证明显者，加炙麻黄、薄荷、荆芥；兼阴虚者，可酌加玉竹、太子参；气虚者，加党参、黄芪等。水煎取汁，分次服用，每日1剂。

（2）心阴亏虚：心悸，胸闷，口干，盗汗，心烦，失眠，手心灼热。舌红少苔，脉细数。方用生地黄、玄参、天冬、麦冬、茯苓、远志、柏子仁、五味子各15克，人参、当归、桔梗、柏子仁各10克，酸枣仁、丹参各30克。如热毒未清者，可酌加板蓝根、连翘、金银花、贯众；风湿之邪客于经脉，见关节疼痛、屈伸不利者，宜酌加桑枝、威灵仙、防己、鸡血藤、桑寄生、生薏苡仁等。水煎取汁，分次服用，每日1剂。

（3）心阳亏虚：心悸，心慌，自汗，气短，面色少华，手足欠温，疲倦乏力，形寒怕冷，或肢体水肿。舌淡胖，苔薄白，脉沉弱。方用制附子15～30克，炙甘草、干姜各10克。因阳虚无力鼓动血行，兼血瘀之象者，可加丹参、桃仁、三七、水蛭等；阳虚血瘀之象较甚者，可合用血府逐瘀汤加减；又由于阳虚水泛者，宜温阳利水，可用真武汤加减。水煎取汁，分次服用，每日1剂。

（4）气虚血少：心悸，气短，头晕，乏力，胸闷，面色欠华，心烦不寐。舌质淡，有裂纹，苔薄白，脉虚细或结代无力。方用炙甘草30克，人参、生地黄、桂枝、阿胶（烊化）、麦冬、火麻仁、大枣各10克。大便稀溏者，可去火麻仁，加入酸枣仁；心悸甚者，可加龙骨、龙齿、牡蛎等；偏气虚者，可用补中益气汤；偏血虚者，可用归脾汤。水煎取汁，分次服用，每日1剂。

（5）水气凌心：胸闷气促，端坐呼吸，四肢不温，口唇青紫，腹胀肢肿。舌质红紫，舌苔白腻，脉沉细。方用党参30克，熟附子6克，茯苓、白术、泽泻、当归、丹参各15克，红花、桂枝各10克，炙甘草9克，车前子20克。胸前憋闷者，加全瓜蒌15克，薤白10克；虚脱者，用人参、附子各15克，加龙骨、牡蛎各30克。水煎取汁，分次服用，每日1剂。

（6）痰瘀互结：心悸，胸闷，心前区憋痛，痛引及背。舌质紫黯，苔白腻，脉迟、滑或结代。方用瓜蒌24克，法半夏、薤白、川芎各15克，枳壳、苏梗、陈皮各10克，熟附片、细辛、红花各6克，丹参30克。痰瘀互结，蕴久化热，症见发热、口干、舌红苔黄腻者，去附片、细辛，加黄芩、竹茹、胆南星；大便秘结者，加生大黄、火麻仁；气滞血瘀日久、心痛如刺者，加三棱、莪术；心前区绞痛发作时，加服冠心苏合丸或活心丹。水煎取汁，分次服用，每日1剂。

❋ 142. 心肌病如何辨证治疗

（1）心肺气虚：心悸，胸闷，气短，乏力，动则尤甚，自汗，易感冒，心神不宁，胸痛隐隐。舌质淡，苔薄白，脉沉弱或沉细稍数。方用黄芪、党参各30克，炙甘草、五味子各10克，白术12克，防风6克，炒枣仁15克。畏寒肢冷者，加桂枝10克；口干口渴、大便干结者，加麦冬15克，生地黄20克；咳嗽气喘者，加炒杏仁10克，葶苈子15克；尿少水肿者，加车前子（包煎）、茯苓皮各30克。水煎取汁，分次服用，每日1剂。

（2）心脾阳虚：心悸气短，头晕目眩，腹胀纳呆，不思饮食，神疲乏力，畏寒肢冷，水肿尿少。舌淡，苔薄或腻，脉细无力。方用人参（另炖）、桂枝、陈皮、炙甘草各10克，白术、大腹皮各12克，黄芪、茯苓各30克，山药10克，干姜6克。心悸不宁者，加酸枣仁、柏子仁各12克，龙齿20克；水肿甚者，加泽泻15克，防己12克。水煎取汁，分次服用，每日1剂。

（3）心肾阳虚：心悸气喘，动则尤甚，尿少水肿，畏寒肢冷，腰膝酸软，面色苍白。舌淡有齿痕，苔白滑，脉迟缓或细数无力，或促、结代。方用炮附子、白术各12克，白芍15克，茯苓30克，桂枝10克，猪苓、泽泻各20克，甘草6克。咳逆倚息、不得卧者，加葶苈子30克，大枣7枚；大便稀溏者，加半夏、陈皮各10克；乏力倦怠者，加生黄芪30克。水煎取汁，分次服用，每日1剂。

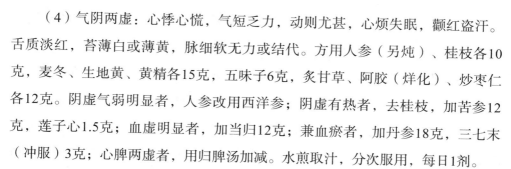

（4）气阴两虚：心悸心慌，气短乏力，动则尤甚，心烦失眠，颧红盗汗。舌质淡红，苔薄白或薄黄，脉细软无力或结代。方用人参（另炖）、桂枝各10克，麦冬、生地黄、黄精各15克，五味子6克，炙甘草、阿胶（烊化）、炒枣仁各12克。阴虚气弱明显者，人参改用西洋参；阴虚有热者，去桂枝，加苦参12克，莲子心1.5克；血虚明显者，加当归12克；兼血瘀者，加丹参18克，三七末（冲服）3克；心脾两虚者，用归脾汤加减。水煎取汁，分次服用，每日1剂。

（5）气虚血瘀：心悸，气短，头晕，乏力，胸闷痛。唇甲发绀，舌淡暗，苔薄白或薄黄，脉弦细无力或结代。方用赤芍、川芎各12克，当归15克，黄芪30克，人参（另煎兑服）5克，地龙、陈皮、桃仁、红花、甘草各10克。心烦少眠者，加石菖蒲、益智仁、酸枣仁、柏子仁；胸闷憋气者，则加瓜蒌、枳壳、薤白。水煎取汁，分次服用，每日1剂。

（6）痰瘀互阻：心悸，气短，动则胸闷，头晕，脘腹胀满，甚则晕倒，不省人事。舌质暗淡，苔白腻，脉弦滑。方用瓜蒌20克，薤白30克，法半夏、赤芍各12克，竹茹、红花、枳壳各10克，丹参、川芎各15克，降香9克。痰湿内盛、郁而化热、苔厚腻者，加黄芩、胆南星、莱菔子；痰蒙清窍、突然晕厥者，则宜醒脑开窍，可加服苏合香丸或礞石滚痰丸；胸痛彻背、背痛彻心者，则加延胡索、荜茇、五灵脂、蒲黄。水煎取汁，分次服用，每日1剂。

（7）痰浊中阻：心悸气短，咳嗽喘息，痰多色白，胸闷纳呆，泛恶欲吐。舌淡，苔白腻或白厚，脉滑或弦。方用党参、薏苡仁各30克，白术、紫苏子各12克，半夏、陈皮各10克，茯苓20克，枳实6克。痰多色黄、苔黄腻、脉滑数者，加黄连、黄芩各10克；水肿者，加泽泻30克，车前子（包煎）15克；胸闷、腹胀者，加瓜蒌30克，佛手10克。水煎取汁，分次服用，每日1剂。

（8）心血瘀阻：胸闷痛，心悸气短，胸胁胀闷不舒，或痛如针刺，疼痛部位固定不移，入夜尤甚。口唇青紫，舌质紫黯或有瘀点、瘀斑，苔薄白，脉弦、涩或结代。方用桃仁、红花、川芎、牛膝、柴胡、枳壳各10克，赤芍、延胡索各12克，当归15克，丹参30克，桔梗、甘草各6克。心悸失眠者，加炒枣仁30克；

气短乏力者，加黄芪、党参各30克；尿少水肿者，加泽泻20克，泽兰30克；畏寒肢冷者，加桂枝、炮附子各10克。水煎取汁，分次服用，每日1剂。

（9）阳气虚脱：气急不能平卧，烦躁不安，大汗淋漓，四肢厥冷，尿少水肿。舌淡，苔薄白，脉细或脉微欲绝。方用人参（另炖）、炮附子各15克，煅龙骨、煅牡蛎（均先煎）各30克，五味子、干姜各10克。胸闷痛者，加三七末（冲服）3克；阳气虚脱为急重证，以参附芪注射液20～40毫升加入5%葡萄糖溶液40毫升中静脉注射，以益气回阳，继而用40～60毫升加入5%葡萄糖氯化钠液250毫升中静脉滴注，待方药煎好之后再服汤药以加强回阳救逆。水煎取汁，分次服用，每日1剂。

143. 心脏神经官能症如何辨证治疗

（1）气滞血瘀：心胸疼痛，如割如刺，心悸气短，易叹息，忧郁不语或烦躁易怒，常因情绪波动而症状加重。舌暗或有瘀斑，脉弦或涩。方用当归、生地黄、桃仁、红花、赤芍、川芎、枳壳各10克，柴胡、桔梗各6克，牛膝15克。心烦易怒、舌苔白腻、脉滑者，加陈皮、半夏、竹茹；失眠、多汗、健忘者，加石菖蒲、柏子仁、丹参；心痛较剧者，可加乳香、没药、郁金、三七，或合用失笑散；阴虚者，加麦冬、玉竹、枸杞子、女贞子。水煎取汁，分次服用，每日1剂。

（2）痰浊壅盛：胸闷如窒，心悸气短，烦躁不安，纳呆食少，肢体沉重，形体多肥胖。舌苔浊腻，脉滑。方用法半夏、制南星、茯苓各15克，枳实、橘红、甘草各10克，生姜5克。失眠多梦者，加酸枣仁、远志；痰瘀交阻者，加桃仁、红花、丹参；纳呆腹胀，脾虚者，加党参、白术、谷芽、麦芽、鸡内金；痰浊化热，见烦躁口苦、苔黄、脉滑数者，可加茵陈、苦参、黄连、竹茹，或用黄连温胆汤加减。水煎取汁，分次服用，每日1剂。

（3）痰火扰心：胸闷痰多，烦躁失眠，心烦意乱，噩梦纷纭，口干苦。舌红，苔黄腻，脉弦滑数。方用黄连5克，茯苓20克，半夏、竹茹、竹沥各10克。

水煎取汁，分次服用，每日1剂。

（4）心血瘀阻：心悸，心前区闷痛，痛引肩背，轻者时痛时止，重者刺痛不已。舌质紫黯，有瘀斑，脉涩。方用珍珠母30克，郁金、丹参、茯神、当归各15克，生地黄、远志各10克，黄连、朱砂（另吞）各5克。水煎取汁，分次服用，每日1剂。

（5）水饮凌心：心悸眩晕，胸脘痞满，形寒肢冷，小便短少，或下肢水肿，渴不欲饮，恶心吐涎。舌苔白滑，脉弦滑。方用茯苓、白术各12克，桂枝10克，甘草6克。兼水饮上逆、恶心呕吐者，加半夏、陈皮各10克，生姜汁8克；心悸喘咳、不能平卧、小便不利、水肿较甚者，加附片、白芍各10克，生姜3片。水煎取汁，分次服用，每日1剂。

（6）心血不足：心悸头晕，面色无华，倦怠无力。舌质淡红，脉细弱。方用党参、白术、木香、炙甘草、远志各10克，黄芪、茯神、酸枣仁、龙眼肉各15克，生姜3片，大枣5枚。心动悸而脉结代者，方用炙甘草汤（炙甘草20克，人参、阿胶、生地黄、麦冬、火麻仁各10克，桂枝8克，生姜3片，大枣5枚），以益气养血，滋阴复脉；热病后期，气阴两亏而致心悸者，则用生脉散（人参12克，麦冬、五味子各15克），以益气养阴。水煎取汁，分次服用，每日1剂。

（7）心阳不振：心悸不安，胸闷气短，面色苍白，形寒肢冷。舌质淡白，脉象虚弱或沉细而数。方用桂枝、炙甘草、茯苓、白术、黄芪、当归、党参、远志各12克，龙骨、牡蛎各30克。手足厥逆、汗出脉微者，加人参10克，附片8克；病情严重者，加人参20克，附片8克，黑锡丹1粒，以回阳救逆；阳虚明显者，加附子、肉桂；寒凝血瘀者，加川芎、当归；夹有瘀血者，加丹参、赤芍、桃仁。水煎取汁，分次服用，每日1剂。

（8）心气亏虚：心悸易惊，胸闷气短，体倦乏力。舌质淡，苔薄白，脉细弱。方用黄芪、酸枣仁、珍珠母各30克，党参、茯苓、丹参各15克，当归10克，白芍20克。水煎取汁，分次服用，每日1剂。

（9）心脾两虚：体倦乏力，纳呆食少，心悸气短，健忘失眠，面色萎黄。

舌质淡，苔薄白，脉细缓。方用白术30克，党参、黄芪、当归、茯苓、酸枣仁、龙眼肉各15克，甘草、大枣、远志各10克，木香5克。心血不足兼见气虚乏力者，可去党参，改用红参，并加黄精；若心烦口干者，加玉竹、麦冬；腹胀纳呆者，加生麦芽、生谷芽；心动悸而脉结、代者，为气虚血少，血不养心之故，可用益气养血，滋阴复脉之甘草汤。水煎取汁，分次服用，每日1剂。

（10）心肾亏虚：心悸失眠，烦躁，腰酸，眩晕，耳鸣，口干。舌红少津，脉细。方用生地黄、麦冬、天冬、玄参、柏子仁、远志、龟甲各10克，当归、丹参、枸杞子、山茱萸、怀牛膝各15克。水煎取汁，分次服用，每日1剂。

（11）心虚胆怯：心悸，善惊易恐，坐卧不安，少寐多梦。舌苔薄白或如常，脉数或虚弦。方用人参、茯苓、茯神、远志、石菖蒲各12克，龙齿、磁石各20克，琥珀3克。惊悸、心胆虚怯者，加炙甘草20克；心阴不足者，加柏子仁、酸枣仁、五味子各10克。水煎取汁，分次服用，每日1剂。

（12）阴虚火旺：心悸不宁，心烦少寐，头晕目眩，手足心热，耳鸣酸软。舌质红，少苔或无苔，脉细数。方用生地黄、玄参、麦冬、五味子、女贞子、当归、黄柏、黄连、桔梗各10克，丹参30克，肉桂3克。水煎取汁，分次服用，每日1剂。

✿ 144. 心脏神经官能症如何敷贴治疗

（1）取黄连2份，肉桂1份，共研细末备用。用时取药末1克，加水适量调为糊状填敷脐部，干棉球覆盖，胶布固定。24小时换药1次，7天为1个疗程，休息3天后再继续下一疗程。敷脐后1～2小时内可有苦、辛之味，需告知患者此乃药物已发挥作用，为佳兆。治疗期间应详细了解患者发病原因，配合心理治疗。

（2）取吴茱萸（米醋炒）、桂皮各300克，丁香6克，柏子仁、远志各适量。将上药共研为细末，过筛备用。用时取少许药粉，加入姜汁调成糊状，将药糊分别涂于布上，置于穴位处（关元、神阙、肾俞，或加中脘、期门），盖以纱布，胶布固定，每日换药1～2次。

（3）取三七25克，肉桂15克，琥珀20克，冰片10克，樟脑5克，共研细末，过120目筛，装入瓶中密封备用。用时取3～5克药末，用适量生姜汁调和成糊状，敷贴双侧心俞、内关、足三里、涌泉穴，外盖纱布，再用胶布固定。24小时更换1次，10天为1个疗程。

（4）取麝香、猪牙皂、白芷、桂心各适量。上药共研细末，加生姜汁调和成膏，分别贴敷于膈俞、心俞、至阳穴，24小时换药1次。

（5）取肉桂、川芎、附子、丁香、石菖蒲、红花、大黄、冰片、麝香各适量。按常规制成膏药，敷贴于背部心俞、厥阴俞及阿是穴，24小时换药1次。

（6）取丹参、川芎、红花、当归、乳香、没药、公丁香、沉香、肉桂、远志、人工麝香各适量。上药共研细末，过120目筛，装入瓶中密封备用。用时取5克药末，用适量生姜汁调和成糊状，敷贴双侧心俞、内关、膻中等穴，外盖纱布，再用胶布固定，24小时更换1次。

145. 心脏神经官能症如何针刺治疗

（1）毫针：①心脾两虚、心神失养。取心俞、脾俞、内关、足三里穴；腹胀、便溏加天枢，失眠加神门。以上各穴均用补法，背部腧穴亦可配合隔姜灸。天枢施平补平泻法。②肝肾阴虚、虚火扰心。取心俞、肾俞、肝俞、内关、太溪、三阴交穴；头晕、耳鸣、眼花加风池，遗精、早泄加关元，烦躁甚者加太冲。肾俞、肝俞、太溪、关元宜用补法；心俞、内关、太冲施泻法；三阴交、风池施平补平泻法。③脾肾阳虚、水饮凌心。取脾俞、肾俞、内关、百会、阴陵泉穴；腹胀、便溏加中脘、足三里，阴冷腰酸加命门、关元。诸穴除阴陵泉外，均用补法，并可加灸；阴陵泉施平补平泻法。④肝气郁结、痰火扰心。取心俞、肝俞、内关、丰隆、太冲穴。诸穴皆用泻法。⑤心脉瘀阻、心失所养。取心俞、厥阴俞、内关、郄门、血海穴。诸穴均用平补平泻法，心俞、厥阴俞可加刺络拔罐法。

（2）电针：取神门、内关、三阴交、心俞穴。按常规针刺后，接电针仪，密波每次2～5分钟，疏波、疏密波每次5～15分钟，断续波每次15～20分钟。每日治疗1次，5～20次为1个疗程，疗程间隔3～7天。

（3）芒针：取风池、内关、心俞、通里为主穴；配穴取关元、支沟、四神聪。刺风池使针感向头顶及额放散，刺内关时捻转百次，心俞穴位于第5胸椎棘突下，旁开1.5寸，深刺0.8寸，达横突止，施行捻转补泻，有胸前束紧感为度。

（4）头针：取感觉区、足运感区、平衡区、晕听区、胸腔区。常规针刺，留针15～30分钟，留针期间捻转运针1～5分钟，捻转角度在180°以内，频率一般为每分钟120～200次。每日1次，10～15次为1个疗程，疗程间停针1～2周。

（5）耳针：取心、神门、皮质下、交感、肾、肝穴。每次取4～5穴，中等刺激，留针20～30分钟。每日1次，两耳交替针刺，10次为1个疗程。在治疗同时，适当地进行暗示疗法，可提高疗效。

（6）耳压：取心、神门、皮质下、交感、耳迷根、肝、肾、枕穴。常规消毒耳廓，将王不留行籽粘贴于0.5厘米×0.5厘米的方形小胶布中点，对准所取的各穴位贴紧，用拇指、示指按捏耳穴片刻，手法由轻到重，使之产生热、痛感，以耳廓发红发热为佳。嘱患者每日自行按捏4～6次，每次约5分钟，3天换贴1次，双耳交替。

146. 急性心包炎如何辨证治疗

（1）风湿热：发热汗出，午后为甚，心悸胸痛，咳嗽气短，或伴周身发痒，目胀头昏。舌红，苔黄腻，脉浮数或滑数，或结代。方用金银花、芦根各30克，连翘、淡竹叶各15克，桔梗、茯苓、麦冬各12克，杏仁、琥珀粉各10克。风热偏盛者，加桑叶、菊花各12克；湿邪过重者，加防己15克，薏苡仁30克；痰热亢盛者，加黄芩、瓜蒌、法半夏各15克；伤阴明显者，重用淡竹叶、麦冬至各20克，并加百合30克。水煎取汁，分次服用，每日1剂。

（2）热伤阴津：午后发热，面色潮红，五心烦热，胸痛心悸，或咳嗽气短。舌红无苔，脉细数。方用生地黄、玄参、麦冬、茯苓、生牡蛎（先煎）各30

克，牡丹皮、赤芍、沙参各15克，桔梗、枳壳各12克，黄连、胆南星、炙远志各10克。兼气虚者，加人参或西洋参10克，另煎兑汁服；痰滞脉络、血瘀气滞者，加桃仁、泽兰各15克，红花12克；身热明显者，加金银花、淡竹叶各15克；痰饮壅盛、咳嗽剧烈者，加瓜蒌皮15克；劳倦、久病后，或身热以劳累后加重为特点，属气虚偏盛者，可选用补中益气汤加减治疗。水煎取汁，分次服用，每日1剂。

（3）痰热互结：身热面赤，胸闷，胸痛，呼吸急促，便秘。舌红，苔黄腻或燥，脉滑数。方用黄连、竹茹、大黄各10克，法半夏、牡丹皮、柴胡各12克，瓜蒌、薤白各30克，赤芍、麦冬、金银花各15克。痰火过盛，兼有口干烦躁、夜寐不安、喉间痰鸣者，加生石膏30克，鲜竹沥30毫升兑服；因肝郁化火所致，症见口苦心烦、胁痛者，加龙胆、栀子各10克，白芍12克。水煎取汁，分次服用，每日1剂。

（4）痰饮内停：胸痛或胸闷气憋，呃逆喘息，痰多，不能平卧，头昏心悸，肢体水肿，小便短少。舌苔白腻，脉沉滑或滑数。方用葶苈子、大枣各15克，茯苓皮、瓜蒌皮各30克，桂枝、白芥子、生姜皮各10克，白术、车前子、泽泻各12克，甘草6克。有阴虚者，加猪苓、芦根各15克，麦冬12克；气短乏力者，加黄芪20克；血瘀见刺痛明显、胁下有痞块、舌质紫黯者，加桃仁、红花、延胡索、泽兰各12克；胸闷痛明显者，加薤白、郁金各15克；恶寒发热、汗出者，加麻黄4克，紫苏叶15克，重用生姜皮至20克；伴腹胀纳呆、口淡无味者，加陈皮、炒扁豆、炒麦芽各15克。面部水肿明显，兼双下肢水肿，精神疲乏，咳吐白色泡沫痰，舌质淡红、边有齿痕等症者，乃属外感寒湿、饮食内伤、饮停心包所致，则治以温散水饮为主，可选小青龙汤化裁；如前述主症所见之外，兼有双下肢水肿为甚，并形寒肢冷、尿清长、脉沉细者，为肾阳虚衰，不能运化水津所致，又当以温肾纳气为主，方可选用金匮肾气丸或真武汤化裁治之。水煎取汁，分次服用，每日1剂。

（5）瘀血阻络：心前区刺痛有定处，心悸怔忡，胸闷气短，喘息不能平卧，夜间加剧，甚者持续不缓，或伴口唇青紫，胁下痞块。舌质青紫、晦暗，脉沉细或涩，或结代。方用桃仁、红花、赤芍、生地黄、当归、丹参各15克，柴胡、枳实各10克，五灵脂、生蒲黄各20克，桔梗、檀香各6克。伴肝气郁结、情志不遂，或胁下痞块者，加延胡索、郁金各15克；淤血量多，或胸痛剧烈难忍者，加三七粉3～5克，分次冲服；心悸怔忡明显者，加酸枣仁、生龙齿各15克；挟痰者，加瓜蒌皮、郁金各15克，薤白、法半夏 各12克。水煎取汁，分次服用，每日1剂。

✳ 147. 慢性心包炎如何辨证治疗

（1）痰饮停肺：胸闷气短，动则加剧，喘息不能平卧，或伴咳嗽，咳吐白稠痰，体倦恶寒，腹胀纳呆。舌苔白或厚腻，脉沉滑或弦滑数。方用葶苈子、桂枝各10克，茯苓、白术、车前子、泽泻各15克，甘草6克，大枣10枚。胸闷甚者，加瓜蒌壳15克，薤白10克；胸痛甚者，加檀香6克，全瓜蒌15克，枳壳12克；下肢水肿、小便短少者，加黄芪、防己各15克，椒目12克；脉结代者，重用桂枝为12克，加党参12克，熟地黄、麦冬、炙甘草各10克；咯痰量多、咳逆上气明显者，加细辛3克，干姜10克，五味子6克。水煎取汁，分次服用，每日1剂。

（2）心阳不足：心胸憋闷或心痛暴作，形寒肢冷，气短息促，心悸有空虚感，惕惕而动，腹胀，纳食无味，或伴面色苍白。唇色紫黯，舌体淡胖，苔白滑，脉细弱或沉细迟，或结代等。方用炙党参、炙黄芪、丹参各15克，熟附片、桂枝各10克，炙甘草、檀香、三七、砂仁各6克。饮邪上犯、头晕目眩、恶心呕吐者，加茯苓、白术各10克，姜半夏12克，细辛3克；阳虚水泛、肢体水肿尿少者，加泽泻、猪苓各10克，茯苓30克，车前子12克；水肿甚者，可加防己15克，干蟾皮5克，或易用二丑3克，沉香、琥珀各少许研细末吞服；脾胃不足、脘痞腹胀、恶心厌食甚者，加白术、枳实各12克，花椒6克；水饮射肺、悸动喘咳者，加葶苈子、苏梗各10克；血瘀痹阻，唇甲青紫，右胁痞块胀痛，心胸刺痛者，加桃仁、红花、泽兰各10克。水煎取汁，分次服用，每日1剂。

（3）瘀血阻络：心胸憋闷或刺痛，痛引肩背内臂，时发时止，端坐喘息，心悸气短。舌质暗红或见瘀斑，脉细涩或弦紧。方用当归12克，赤芍、生地黄、桃仁、红花、郁金、五灵脂、瓜蒌、橘络、丹参各10克。心脉瘀阻严重致胁下痞块者，加牡丹皮、穿山甲各12克，乌药、三棱各10克；病久耗气、脾不受纳者，加砂仁6克，白术12克，黄芪10克；阴寒凝滞、疼痛剧烈者，加熟附片、乌药各10克，赤石脂15克，细辛3克；暴力外伤、急骤发病者，加三七末5克研末吞服，莪术10克，蒲黄、土鳖虫各12克；肝气不舒者，加柴胡12克，香附、延胡索各13克。水煎取汁，分次服用，每日1剂。

（4）痰瘀互结：胸闷气短，心悸怔忡，胸痛日久，持续不缓，闷痛为甚，或刺痛，或胀痛，伴胁肋胀痛，口苦纳呆，或咳咯白浊，息促难续，转侧、呼吸时胸痛加剧，或伴形体肥胖，身重困倦。舌质紫黯，舌苔白腻，脉沉滑。方用瓜蒌皮、苏梗、郁金各15克，薤白，法半夏、川芎各12克，干姜、红花各10克，细辛4克，丹参30克。肝气郁结者，加柴胡10克，枳实12克；肝火偏盛者，加黄芩、柴胡、泽泻各10克；痰浊困脾较重者，加苍术、豆蔻各12克，茯苓15克；肺失宣发，见咳咯白浊量多者，加桔梗、白芥子各10克，橘络15克；血瘀日久、刺痛难耐者，加三棱、莪术各10克；病情顽固，痰浊难化者，加胆南星10克。水煎取汁，分次服用，每日1剂。

✳ 148. 高血压病如何辨证治疗

（1）肝阳上亢：头晕头痛，面红目赤，烦躁易怒，口干口苦，尿黄便秘。舌红苔黄，脉弦。方用石决明30克，夏枯草、生地黄、白芍、泽泻各15克，柴胡10克，大黄6克。腰膝酸软者，加牛膝、杜仲；心悸、失眠者，加首乌藤、丹参。水煎取汁，分次服用，每日1剂。

（2）肝阳化风：头痛眩晕欲仆，手足麻木，甚则震颤，筋惕肉瞤。舌红，苔白或腻，脉弦或弦细。方用怀牛膝、赭石各30克，生龙骨、生牡蛎、生龟甲、白芍、玄参、天冬各15克，川楝子、生麦芽、茵陈各6克，甘草4克。眩晕肢麻甚者，加僵蚕15克，天南星10克；挟痰者，加半夏、竹茹各10克，全瓜蒌20克；血瘀头痛者，加川芎、丹参各10克。水煎取汁，分次服用，每日1剂。

（3）阴虚阳亢：头晕头痛，耳鸣眼花，失眠多梦，腰膝酸软，五心烦热。舌红苔少，脉弦细或细数。方用天麻、牛膝、黄芩、栀子各12克，钩藤18克，石决明（先煎）30克，杜仲20克，白芍、茯苓、生地黄各15克，首乌藤25克，甘草6克。眩晕肢麻甚者，加僵蚕、天南星；肥胖多痰者，加法半夏、全瓜蒌；血瘀头痛者，加延胡索、丹参；失眠者，加酸枣仁。水煎取汁，分次服用，每日1剂。

（4）肝肾阴虚：头晕耳鸣，目涩视蒙，腰膝酸软，五心烦热，小便黄短，大便干结。舌红，少苔或无苔，脉弦细或细数。方用枸杞子、生地黄、牡丹皮、茯苓、山药各15克，菊花、山茱萸、泽泻各12克，杜仲20克，酸枣仁18克，甘草6克。症见手足心热、盗汗、咽干、舌红少苔等虚火上炎者，加知母、黄柏、龟甲（先煎）；畏寒肢冷甚、小便清长、夜尿频数者，加鹿角胶（烊化）、淫羊藿。水煎取汁，分次服用，每日1剂。

（5）痰浊中阻：头晕头重，困倦乏力，心胸烦闷，腹胀痞满，呕吐痰涎，少食多寐，手足麻木。舌淡苔腻，脉弦滑。方用天麻、姜竹茹、枳实、石菖蒲各12克，白术、法半夏、茯苓各15克，马兜铃10克，远志9克，罗汉果6克。痰阻血瘀、心胸翳痛者，加丹参、延胡索；脘闷腹胀、纳呆便溏者，加砂仁（后下）、藿香；痰浊化热、舌苔黄腻者，加黄连。水煎取汁，分次服用，每日1剂。

（6）血脉瘀阻：头痛经久不愈，固定不移，偏身麻木，心痛胸痹，面唇发绀。舌质紫黯，脉象弦涩。方用赤芍、生地黄各15克，桃仁、川红花各10克，柴胡、郁金、牛膝各12克，益母草18克，合欢皮20克，甘草6克。气虚、自汗者，加黄芪；血瘀化热者，加牡丹皮、地骨皮。水煎取汁，分次服用，每日1剂。

（7）阴阳两虚：头晕眼花，头痛耳鸣，心悸气短，腰酸腿软，失眠多梦，遗精阳痿，肢冷麻木，夜尿频数或少尿、水肿。舌淡苔白，脉弦细，尺弱。方用熟地黄、山药、茯苓、淫羊藿各15克，山茱萸、牡丹皮、泽泻各12克，熟附子

（先煎）10克，肉桂1.5克，金樱子30克，炙甘草6克。足心热、盗汗、咽干、舌红少苔等虚火上炎者，加知母、黄柏、龟甲（先煎）；畏寒肢冷甚、小便清长、面色苍白者，加鹿角胶（烊化）、杜仲。水煎取汁，分次服用，每日1剂。

（8）气阴两虚：眩晕，头目胀痛，眼花目糊，耳鸣，咽干，腰酸，肢麻，心悸，失眠，少气乏力，动则气短，形体肥胖，面足虚肿，大便溏。舌质淡胖，边有齿痕，脉沉细。方用黄芪30克，山药20克，白术、茯苓、女贞子、熟地黄各15克，党参、牡丹皮、泽泻、山茱萸、猪苓各10克，桂枝、炙甘草各5克。食少便溏甚者，加薏苡仁、砂仁；形寒肢冷、腹中隐痛者，加桂枝、干姜；血虚甚者，加阿胶、紫河车粉。水煎取汁，分次服用，每日1剂。

（9）冲任失调：多见于更年期妇女，常有头痛眩晕，时有虚汗，面部潮红，心烦失眠，性情急躁。舌质红，苔少，脉弦细数。方用仙茅、淫羊藿、巴戟天、当归、赤芍、川芎、益母草各10克，生地黄12克，黄柏、知母各6克。虚汗多者，加生龙骨、生牡蛎；心悸者，加赤茯神、合欢皮；五心烦热者，加地骨皮、白薇。水煎取汁，分次服用，每日1剂。

（10）阳气衰微：面浮身肿，心悸气促，四肢厥冷，怯寒神疲，面色灰滞或苍白。舌质淡胖，苔白，脉沉细或沉迟无力。方用熟地黄、牛膝、白术各12克，山药、茯苓、泽泻、车前子各15克，山茱萸、牡丹皮、附片、肉桂、白芍各10克，生姜3片。小便清长量多者，去泽泻、车前子，加菟丝子、补骨脂；心悸、唇绀、脉虚数或结代者，重用附片，加桂枝、丹参、炙甘草。水煎取汁，分次服用，每日1剂。

✳ 149. 高血压病如何敷贴治疗

（1）取吴茱萸、川芎、白芷各30克。上药研细末，过筛备用。每次取药末15克，以脱脂棉薄裹如小球状，填入脐孔内，用手向下压紧，外以纱布覆盖，胶布固定，每日换药1次，10次为1个疗程。

（2）取生附子、吴茱萸各等份，共研成细末，于每晚睡前取4克，用醋调成厚糊，敷双足涌泉穴，塑料薄膜覆盖，绷带包扎固定，敷12小时取下，每晚换药1次，7次为1个疗程。

（3）取吴茱萸、肉桂、磁石各30克，蜂蜜、艾叶各适量。将前3味药共研成细末，每次取药末5～10克，加蜂蜜调和，使之软硬适度，制成药饼2个，分别贴于神阙、涌泉穴上，贴药后以胶布固定，然后再点燃艾条在敷贴局部悬灸20分钟。每日1次，10次为1个疗程。

（4）取白花蛇3条，蜈蚣9条，土鳖虫、黄连、白芥子、延胡索各6克，地龙、蝉蜕各9克，葛根15克，细辛、甘遂、三七各3克，麝香1克。上药共研为细末，用姜酊适量将药粉拌成饼，直径2厘米，厚0.5厘米。药饼中心放少许麝香末，置放在有纱布的塑料纸上。将两侧心俞、肝俞、肾俞、关元穴消毒，贴上药饼，胶布固定。一般敷8～12小时，气候凉爽时可敷24小时。

（5）取蓖麻子50克，吴茱萸、附子各20克，生姜150克，冰片10克。将前3味共研成细末，加生姜共捣如泥，再加冰片和匀，调成膏状备用。每次取此膏泥50克，做成两个药饼，于每晚临睡前分别贴敷两脚心（即涌泉穴），纱布包扎固定。7日为1个疗程，连用3～4个疗程。

（6）取大臭牡丹、香油、桐油、黄丹各1000克。大臭牡丹茎叶干品加香油、桐油浸泡2～7天，加温沸腾1小时，待药液泡沫散去，大臭牡丹茎叶焦枯时，滤去药渣，继续加温至药液沸腾，加入黄丹，微火，不断搅拌。半小时后药液由棕红色变为黑色时，取一滴滴入冷水中成滴不散，即可停止加温，待稍冷却后涂于硬纸上，呈圆形，直径约5厘米，即做成大臭牡丹膏药，备用。用时以微温烘软膏药，贴于一侧之曲池、足三里、血海等穴，每3日换贴于另一侧，连续贴7次，以后每月加强贴2次，每次间隔5天，应坚持1年。

（7）取胆汁制吴茱萸500克，龙胆醇提取物6克，硫磺、朱砂各50克，醋制白矾100克，环戊甲噻嗪175毫克。上药混合共研为细粉，先将脐部洗净擦干。取药粉0.1～0.25克填脐，盖以软纸片、棉球，再用胶布固定，每周换药1次。

（8）取桃仁、杏仁各12克，栀子3克，胡椒7粒，糯米14粒。上药共捣成

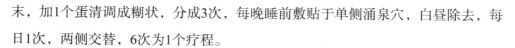

末，加1个蛋清调成糊状，分成3次，每晚睡前敷贴于单侧涌泉穴，白昼除去，每日1次，两侧交替，6次为1个疗程。

（9）取川牛膝、川芎各100克，牛黄5克，吴茱萸、蓖麻子各50克。将上药研成极细末，将前4味混合均匀装瓶，蓖麻子粉另瓶装备用。治疗前先将两种药末按5∶1的比例调匀，用食醋调成糊状，摊在油纸或纱布敷料上做成小药饼，然后将药饼贴在涌泉穴上，胶布固定。每日贴1次，10次为1个疗程。

（10）取大麻10克，白芥子30克，胆南星、苍术、川芎各20克。上药共研成细末，装瓶备用。治疗时，取药末10克，用生姜汁适量调成膏状，睡前敷贴于中脘及双侧内关，并用胶布覆盖贴牢，次晨去除并洗净。每日1次，2周为1个疗程。

✳ 150. 高血压病如何药浴治疗

（1）取茺蔚子、桑树皮、桑叶各10～15克。上药煎汤1300毫升，稍凉至不烫脚时，倒入盆中，把双脚放入盆内浸泡1小时，一般泡后30分钟开始降压。1小时作用最强，维持4～6小时，浸泡1～2次后，血压即可恢复正常。

（2）取牛膝、钩藤各30克。水煎药液半脸盆，可不断加热水以保持水温，加至满盆为止。每日晨起和晚睡前浴足，每次约30～40分钟，以不适症状减轻或消失为1个疗程。

（3）取桑寄生、怀牛膝、茺蔚子、桑叶、菊花各10克，钩藤、明矾各30克，桑枝20克。上药水煎2次，滤渣取汁。每晚睡前将药汁加温至适宜温度时，将双足浸入，凉则加温，每次45～60分钟，浸后用大拇指按摩涌泉穴10分钟。1周为1个疗程，可连续3～4个疗程。

（4）取夏枯草、桑白皮、枳壳、丹参、牡蛎、白芍各30克，磁石、牛膝、何首乌、地龙各12克，石决明、决明子各15克，钩藤、乌药各20克，牡丹皮6克，当归9克，独活3克。水煎取汁2000毫升，加冰片、盐少许，浸泡双足20～30分钟，每日1次，10日为1个疗程。

（5）取生磁石、生石决明、党参、黄芪、当归、桑枝、枳壳、乌药、蔓荆、白蒺藜、白芍、炒杜仲、牛膝各6克，独活18克。上药水煎取汁，泡双脚1小时，每日1次。

（6）取黄芩30克，牡丹皮60克，当归9克，桑白皮、枳壳、丹参、牡蛎、白芍、乌药各24克，独活、磁石、牛膝、何首乌各3克，石决明12克。上药加水1500毫升煎煮，沸后20分钟取出倒入盆中，浸泡双足，时间20～30分钟即可。每晚1次，1周为1个疗程。

（7）取牛膝、决明子、薄荷各15克，茺蔚子20克，赤芍、红花、当归、干姜各10克，肉桂5克。每日煎1剂，晚睡前先用煎好的汤剂熏脚15分钟，然后泡脚15分钟。

（8）取黄芩、丹参各30克，牛膝5克，牡丹皮、首乌藤各6克，牡蛎12克，石决明、桑白皮各20克，当归、独活、磁石各10克。上药用砂锅加水4000毫升左右，文火煎煮1小时，倒入盆中，待药水温度下降，以不烫为宜，将双足浸泡于药液中，双足浸泡至足踝部，每次浸泡2小时左右，泡洗中保持药液的温度。

✱ 151. 高血压病如何针刺治疗

（1）毫针：①肝火亢盛。取风池、太冲、行间、曲池、合谷穴；烦躁失眠加神门，便秘加支沟。各穴除风池外均用捻转提插泻法，间歇留针。针感要求逆经传达，符合"迎而夺之"之法。风池针尖向对侧眼眶进，使针感上达巅顶，能立解头痛、头晕之苦，平补平泻，并可作静止留针。每日1次。②痰浊上扰。取百会、风池、中脘、曲池、丰隆穴；恶心呕吐者加足三里，胸脘痞闷者加内关。百会、风池、中脘皆用平补平泻法，百会根据头痛部位可向前、后、左、右沿皮横刺，曲池、丰隆捻转提插泻法，间歇留针，每日1次。③阴虚阳亢。取肝俞、肾俞、太冲、三阴交、风池、内关穴；心悸失眠严重者加神门，肢体麻木明显者加曲池、阳陵泉。肝俞、肾俞捻转补法，不留针。太冲捻转提插泻法，并可留针。三阴交、内关平补平泻。风池针尖向对侧眼区进，使针感向巅顶放射，平补平泻，可留针。每日或隔日1次。肝阳上亢，心神被扰，心烦，失眠严重时，加泻神门，用强刺激。风痰痹阻经络，出现麻木不仁时，加曲池、阳陵泉，平补平泻。④阴阳两虚。取肾俞、关元、气海、百会、风池、三阴交穴。偏阴虚而心悸失眠者加神门，咽干舌燥加太溪，偏阳虚而下肢水肿者加阴陵泉，便溏加足三里。肾俞、关元、气海、三阴交均用捻转补法，若偏阳虚各穴可加灸。风池、百会平补平泻，百会针尖方向根据头痛部位可向前、后、左、右进针。偏阴虚、虚火扰心者，则重泻神门，再补太溪。偏阳虚、气化失利、水湿潴留时加泻阴陵泉。若因火不生土，由肾及脾，脾运失健而腹泻时，加补足三里。

（2）电针：取太阳、头维、百会、风池、人迎、内关、肾俞、足三里、三阴交等穴。穴位局部常规消毒后针刺，头部用脉动电流，四肢可用感应电流，隔日或3日1次，每次30～40分钟。

（3）芒针：主穴取天窗透人迎；肝火上炎者加上脘、中脘、三阴交、大椎；阴虚阳亢者加大赫、风池、阴陵泉；肾精不足者加完骨、阴陵泉透阳陵泉、太冲透涌泉。施术时，天窗透人迎须捻转缓进，待头部清爽感产生后即可缓缓退针；风池、完骨针感沿头顶上部至额部，以头脑清醒感为佳；其他穴位均用泻法，使针感下行。

（4）火针：取百会、气海穴。患者先取坐位，百会穴处皮肤常规消毒后，以粗火针刺穴位2次，间隔约10秒，速进疾出，以深达帽状腱膜为度，不按压针孔，如有出血，待其自止后擦净。后取卧位，气海穴局部皮肤常规消毒，火针点刺3次，每次间隔10秒钟，深5～7毫米，针后疾按针孔。治疗开始3天，每日1次，以后隔日1次，2周为1个疗程。

（5）眼针：取双侧肝区，如伴有头痛目胀者加刺太阳穴。施术时，以0.5寸毫针刺入双侧肝区，留针10分钟。针前测定血压，针后再即刻测定血压。每日针刺1次。

（6）耳针：主穴取心、肝、脑点、降压点；失眠加神门，多梦加胆，心悸加心脏，四肢麻木加耳廓四肢相应点，严重头晕加耳尖。施术时，均取双侧，常规消毒后，用耳环针刺入耳穴，外用胶布固定，隔日1次，10次为1个疗程。

❋152. 低血压病如何辨证治疗

（1）气血两虚：眩晕，动则加剧，劳累即发，甚则晕厥，神疲懒言，心悸失眠，纳减体倦。舌色淡，质胖嫩，边有齿印，苔少或厚，脉细或虚大。或兼食后腹胀，或兼畏寒肢冷，或兼诸失血症，脉沉迟或细。方用黄芪30克，党参、茯苓、熟地黄各15克，炙甘草、当归各10克，白术、川芎、白芍各9克，肉桂6克。偏于脾虚气陷者，改用补中益气汤加减；脾阳虚衰者，可用理中汤加何首乌、当归、川芎、肉桂等温运中阳；若发生晕厥，可急用针灸促其苏醒，内服六味回阳饮，重用人参以益气固脱。水煎取汁，分次服用，每日1剂。

（2）气阴两虚：心悸头晕，神疲乏力，心烦失眠，健忘多梦，胸闷气短，口干尿黄。舌尖红，少苔，脉细数。方用党参、阿胶（烊化）、白芍、制何首乌、生地黄、麦冬、当归、枳壳各15克，炙甘草10克，首乌藤、茯苓各12克，黄芪20克，五味子6克。兼血瘀，症见胸闷憋痛、口唇紫黯者，加丹参30克，桂枝10克，檀香6克；气虚及阳、形寒肢冷者，加制附片、肉桂各6克；心阴不足、虚火内盛、口干咽燥者，加玄参15克，知母12克。水煎取汁，分次服用，每日1剂。

（3）脾肾亏虚：头晕耳鸣，神疲乏力，气短懒言，纳少腹胀，腰膝酸软，少寐健忘。舌淡苔薄，脉沉细。方用枸杞子、核桃肉、茯苓、白术、黄精、远志、炙甘草各10克，党参、酸枣仁各15克，黄芪20克，何首乌12克，木香6克。兼腹中冷痛者，加高良姜9克，制香附10克；兼脾阳亏虚、腹泻者，加肉豆蔻、补骨脂各10克。水煎取汁，分次服用，每日1剂。

（4）肝肾阴虚：眩晕头痛，目干涩，耳鸣耳聋，口燥咽干，肢体震颤，腰膝酸软，五心烦热，少寐多梦，大便艰涩。舌红少苔，脉细。方用枸杞子、菊花、牡丹皮、麦冬、党参、泽泻各10克，山药20克，熟地黄、茯苓、山茱萸、黄芪各15克。兼两胁胀满不舒者，加川楝子、枳壳、郁金各10克；潮热，咽干痛，

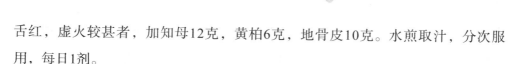

舌红，虚火较甚者，加知母12克，黄柏6克，地骨皮10克。水煎取汁，分次服用，每日1剂。

（5）心肾阳虚：头晕心悸，气短胸闷，神疲乏力，畏寒肢冷，腰膝酸软，小便清长，大便不实。舌淡，苔薄白，脉沉。方用党参、当归、远志、制附子、山茱萸、枸杞子、山药、炙甘草各10克，茯苓、酸枣仁各15克，黄芪20克，肉桂9克，干地黄12克。夜尿多者，加益智仁、菟丝子各10克；下肢水肿、小便不利者，加泽泻、车前子各15克；唇绀、舌紫黯、心血瘀阻者，加丹参30克，红花6克。水煎取汁，分次服用，每日1剂。

（6）肾精不足：眩晕，精神萎靡，腰酸膝软，或阳痿，夜尿多，甚至尿失禁，或健忘失眠。舌质淡，脉迟弱。方用附子6克，肉桂3克，熟地黄、山茱萸、茯苓、肉苁蓉各12克，山药、淫羊藿各15克，黄芪20克，麦冬9克，当归、五味子、炙甘草各10克。重症者，可加用鹿角胶（烊化）10克，龟甲、鳖甲各15克；肝阳上亢者，加牡蛎、石决明各10克，钩藤12克。水煎取汁，分次服用，每日1剂。

153. 低血压病如何针刺治疗

（1）毫针：取百会、命门、关元、内关穴。心阳不足者，加心俞、膻中；中气不足者，加脾俞、章门、中脘；脾肾两虚者，加肾俞、关元、脾俞、太溪；气阴两虚者，加膻中、膈俞、血海、肾俞、太溪；心肾阳虚者，加心俞、肾俞、命门、关元；突然昏厥者，加人中、印堂、涌泉；心悸、健忘、失眠者，加神门；阳痿、遗精者，加中极、次髎。穴位局部常规消毒，快速针刺，行补法，可加灸。每日1次，10次为1个疗程。

（2）温针：取足三里、三阴交穴；中气不足加气海，髓海不足加关元，痰扰清官加中脘、丰隆。常规温针治疗，隔日1次，每次15分钟，10次为1个疗程。除丰隆穴用捻转泻法外，其余各穴均用补法。

（3）电针：取双侧内关、公孙穴。患者静卧，常规消毒皮肤后针刺，进针得气后，将电针治疗仪每对电极分别接于双侧同名穴，电针治疗仪输出的脉冲电流为每秒钟2～5次的慢波，强度以患者能忍受为宜，每次20分钟。10～20天为1个疗程。

（4）芒针：取人中、气海、风池穴。施术时，人中用强刺激捻转，气海用捻转补法，风池用轻刺激捻转平补平泻法，以调节自主神经功能。

（5）头皮针：取双侧晕听区。局部常规消毒，快速进针，行短促强刺激法，捻转4～5分钟，不留针。每日1次，10次为1个疗程。

（6）耳针：取神门、脾、枕、内耳、内分泌、皮质下、肾穴。耳廓常规消毒后，中等刺激，每次取2～3穴，留针20～30分钟，间歇运针，或用耳穴埋针法。

（7）耳压：用耳穴诊断仪分别在双侧耳廓上找出心、头、兴奋点及低血压敏感区。用75%乙醇消毒耳廓，将黏有王不留行籽的小方形胶布对准穴位贴紧，并用力按顺时针和逆时针方向轻揉按摩各60次，使患者耳部麻胀、微痛、发热或微出汗为佳。每次贴压5～7天，2～4次为1个疗程。

❋ 154. 高脂血症如何辨证治疗

（1）湿热蕴结：肥胖，疲乏，头晕，面赤，烦热口渴，尿黄，大便干结。舌质红，舌苔黄腻，脉弦滑。方用藿香、石菖蒲、黄芩、大黄、茵陈各10克，薄荷6克，豆蔻5克，木通4克，连翘12克，车前子（包煎）15克，滑石20克。

（2）痰浊内阻：形体肥胖，头晕头重，身重乏力，嗜食肥甘厚味，胸闷脘痞，纳呆腹胀，恶心欲呕，咳嗽有痰。舌苔白腻，脉弦滑。方用法半夏、枳实各10～12克，泽泻、茯苓各15～30克，陈皮、山楂、大腹皮、竹茹、神曲各10～15克，甘草6克。胸闷脘痞明显者，加薤白、郁金、厚朴、苍术；口干口苦，心烦，舌苔黄腻，脉数者，可加黄芩、黄连、瓜蒌。水煎取汁，分次服用，每日1剂。

（3）气滞血瘀：胸闷气短，胸背疼痛，痛处固定，两胁撑胀或痛，头晕头

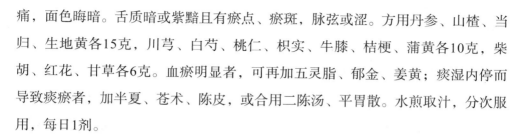

痛，面色晦暗。舌质暗或紫黯且有瘀点、瘀斑，脉弦或涩。方用丹参、山楂、当归、生地黄各15克，川芎、白芍、桃仁、枳实、牛膝、桔梗、蒲黄各10克，柴胡、红花、甘草各6克。血瘀明显者，可再加五灵脂、郁金、姜黄；痰湿内停而导致痰瘀者，加半夏、苍术、陈皮，或合用二陈汤、平胃散。水煎取汁，分次服用，每日1剂。

（4）肝郁化火：烦躁易怒，面红目赤，头痛头晕，口燥咽干，尿黄便干。舌红，苔黄或腻，脉弦数。方用龙胆6克，栀子、木通、柴胡、车前子、泽泻、当归、甘草、决明子各10克，黄芩、生地黄各15克。兼湿者，加茵陈15克，薏苡仁18克。水煎取汁，分次服用，每日1剂。

（5）胃热腑实：形胖体实，大便秘结，消谷善饥，喜食厚味，口渴欲饮。舌红，苔黄、厚腻，脉弦有力。方用生大黄、厚朴、枳实、生甘草各10克，芒硝（冲服）6克，全瓜蒌、生地黄、何首乌各15克。水煎取汁，分次服用，每日1剂。

（6）脾虚湿盛：形体肥胖，神疲倦怠，四肢乏力，头晕头重，食欲不振，脘闷腹胀，大便溏薄。舌质淡胖，边有齿痕，舌苔白腻，脉细弱或濡缓。方用党参、茯苓、薏苡仁、葛根、藿香各15克，白术12克，苍术10克，木香、甘草各6克。脾虚湿盛，湿停日久而成痰浊，痰浊阻滞心络，而见胸闷、胸痛、气短者，加薤白、瓜蒌、丹参、石菖蒲；精神抑郁、胁肋胀痛、急躁易怒、脉弦等肝气郁滞之证者，加柴胡、青皮、川楝子，或合用四逆散，或改用逍遥散加减。水煎取汁，分次服用，每日1剂。

（7）肝肾阴虚：形体偏瘦，体倦乏力，腰酸腿软，头晕耳鸣，少寐多梦，健忘，遗精盗汗，目涩口干，或见咽干口燥，颧红潮热，五心烦热。舌质红，少津或苔少，脉细数或沉细而数。方用枸杞子、熟地黄、山药各15克，菊花12克，山茱萸、何首乌、黄精、茯苓、牡丹皮、泽泻各10克。阴虚内热明显者，加鳖甲、青蒿、麦冬；肝阳偏亢者，加珍珠母、钩藤、石决明。水煎取汁，分次服用，每日1剂。

（8）脾肾阳虚：形体肥胖，神疲倦怠，精神萎靡，腰膝酸软，头晕耳鸣，形寒肢冷，面色苍白，腹胀纳呆，食欲不振，尿少水肿，大便溏薄。舌质淡嫩，舌苔薄白，脉沉弱或迟。方用附子9克，白术、茯苓、车前子各15克，补骨脂12克，干姜、厚朴、淫羊藿、泽泻各10克，木香、木瓜、甘草各6克，生姜2片，大枣10枚。面部水肿者，重用茯苓、泽泻、车前子，并加猪苓、大腹皮；纳呆者，加焦山楂、神曲、炒谷芽、炒麦芽。水煎取汁，分次服用，每日1剂。

（9）阴虚阳亢：头痛，头晕，头胀，烦躁易怒，面赤肢麻，怕热口干，失眠，大便干结，小便黄赤。舌质红或紫黯，苔黄，脉弦。方用天麻、钩藤、桑寄生、茵陈、何首乌、丹参、山楂各15克，决明子、牛膝、益母草各20克，栀子、女贞子、酒大黄各10克。水煎取汁，分次服用，每日1剂。

✳ 155．高脂血症如何针刺治疗

（1）毫针：①痰浊内盛。取内关、合谷、足三里、阴陵泉、丰隆、公孙、太白穴。常规针刺得气后，内关、公孙、太白、阴陵泉行平补平泻；合谷、丰隆行提插捻转泻法；足三里行提插捻转补法。留针30～40分钟，留针期间，每10分钟运针1次，也可在足三里上使用温针灸。每日1次，10～15次为1个疗程。②气虚血瘀。取百会、大陵、膻中、期门、关元、气海、血海、太冲穴。常规针刺得气后，百会向前平刺，行快速捻转，以得气为度；大陵、膻中、期门行平补平泻；关元、气海行提插捻转补法；血海、太冲行提插捻转泻法。留针30～40分钟，留针期间，关元、气海加灸，余穴每10分钟运针1次。每日1次，10～15次为1个疗程。

（2）电针：取双侧内关、足三里穴。常规消毒，捻转进针，行平补平泻法，使针刺局部有酸、胀感觉后，接电针治疗仪，疏密波，频率为每分钟100次，时间为20分钟，电压为2～3V，电流强度以针体微微颤动为度。每日1次，30次为1个疗程。

（3）温针：取百会、内关、足三里、太冲、复溜穴。百会单纯针刺。余穴

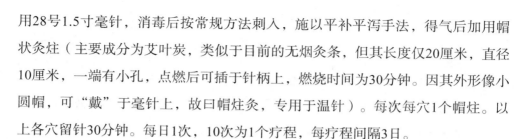

用28号1.5寸毫针，消毒后按常规方法刺入，施以平补平泻手法，得气后加用帽状灸炷（主要成分为艾叶炭，类似于目前的无烟灸条，但其长度仅20厘米，直径10厘米，一端有小孔，点燃后可插于针柄上，燃烧时间为30分钟。因其外形像小圆帽，可"戴"于毫针上，故曰帽炷灸，专用于温针）。每次每穴1个帽炷。以上各穴留针30分钟。每日1次，10次为1个疗程，每疗程间隔3日。

（4）芒针：取肩髃透曲池、梁丘透髀关、梁门透归来穴。穴位局部常规消毒后，按芒针操作快速针刺，留针30分钟。每日1次，7次为1个疗程，每疗程间休息2天。

（5）耳针：取内分泌、皮质下、脾、肝、肾、神门、口、结节穴。每次选3～5穴，两耳交替应用，用0.5寸毫针，进针后行轻刺激，得气后留针20～30分钟。隔日1次，10次为1个疗程。也可用埋针法或压豆法，每次选5～7穴，两耳交替应用。

（6）耳压：取双侧耳穴神门、内分泌、皮质下、肾上腺、心、脑点、肝、胆。选用王不留行籽，用胶布将其固定于耳穴。嘱患者每日多次按压，三餐后及晚睡前重点按压，以适度的压力刺激耳穴，贴压4天为1次，8次为1个疗程。

156．如何用丹参通痹方治疗冠心病心绞痛

丹参通痹方由丹参15～30克，桃仁10克，红花6～12克，赤芍10克，川芎10克，郁金10克，降香10克组成。气滞明显，见心胸满闷隐痛，生气时加重，喜叹气者加柴胡10克，枳壳10克，金橘叶6克；血瘀明显，见心胸刺痛或绞痛，舌紫者加蒲黄10克，延胡索15克，乳香6克，没药6克；痰浊闭阻，见胸憋闷痛，阴天加重，咳唾痰涎，苔白腻者，加全瓜蒌15克，薤白15克，制半夏10克，桂枝10克；寒凝心脉，见突然心胸剧痛，甚则心痛彻背，遇寒加重，肢凉者，加桂枝10克，细辛3克，制附片6克；火热郁结，见心中灼痛，烦躁心悸，痰黄口干，苔黄舌红者，加黄连5克，制半夏10克，全瓜蒌15克；心气虚弱，见心胸隐痛，气短心悸，动则气喘，乏力自汗者，加炙黄芪15克，党参10克，茯神10克，炙甘草3

克；心阴不足，见心胸灼痛，口干盗汗，舌红少津者，加生地黄15克，天冬、麦冬各10克，五味子6克；心阳亏虚，见心悸而痛，胃寒肢冷，遇寒心痛加重者，加白参（另煎兑服）3克，制附片6克，干姜10克，桂枝10克。

丹参为本经验方主要者，丹参有活血化瘀、治疗多种瘀血证的功效。近代临床以丹参为原料制成的多种丹参片、丹参针、丹参冲剂已广泛运用于各种类型的冠心病心绞痛。现代研究发现，丹参所含丹参酮ⅡA磺酸钠及丹参素能阻滞钙内流和抗钙调蛋白而具明显的扩张冠状动脉的作用，能增加冠状血流量，促进侧支循环，改善心肌微循环，而不增加心室做功及心肌耗氧量。此外，丹参所含的有效成分还能抗血栓，改善血液流变学，起到防治冠心病的作用。桃仁、红花、赤芍、川芎、郁金为活血化瘀、扩张冠状动脉的良药，药力集中，协助丹参化瘀，为本方辅助药。其中，川芎、郁金在活血中且能行气，推动血液运行，降香辛温芳香，入气分，行气降气力颇强，且可散瘀定痛，与丹参等药配伍后，用于冠心病心绞痛，收效更佳，为本经验方必用的佐使药。谢教授认为，不论何种类型的冠心病心绞痛，气滞血瘀、不通则痛为最基本的病理改变，所以治疗大法离不开行气止痛与活血化瘀两大法则，本经验方便是这种理念指导下，逐步筛选、总结而成。

✾ 157. 如何针刺治疗冠心病

（1）毫针：①取内关、心俞、膈俞、厥阴俞、神门、大陵穴。施术时用泻法，每日1次。若有心绞痛者主穴应选膻中、心俞、巨阙、内关、公孙等，仍用泻法，每日1次。②主穴取内关、膻中、心俞、厥阴俞、神门。配穴取间使、郄门、乳根、曲池、太冲、三阴交、丰隆、足三里。每日选2个主穴，选配穴2～3个，主配穴隔日交替选用。针刺得气后留针20～30分钟，10次为一疗程，中间停针3天左右，再进行第二疗程。发作时用泻法，不发作时平补平泻，气虚体弱者用补法。一般治疗两疗程后患者微循环明显改善，心功能增强，血液黏稠度降低，体弱者，体力有不同程度的恢复。

（2）耳压：①明确疾病的部位，望诊或探寻相应脏腑耳穴和相关脏腑耳穴阳性病理反应或疼痛敏感点。②以75%酒精棉球常规消毒，清洁耳廓。③以左手固定耳廓，将橡皮膏剪成0.6×0.6毫米大小的斜方块，将所取的药丸1～2粒粘于小方块中心，对准所取耳穴贴压固定。每个穴位按压10～15下，以患者自感酸胀、疼痛、耳廓发热或充血等为宜。每天自行按压所取耳穴3次，隔2～3天换药1次，7～12天为1个疗程。④一般单耳压穴，双耳轮换贴压。⑤贴压相应脏腑疾病的穴位，对耳前与耳背的对应穴位进行对压加以强化，提高疗效。心绞痛时取心、小肠、脾、肾为主穴。心绞痛、心律失常，加交感、缘中穴；失眠，加皮质下、神门穴；血压高，加降压沟穴；血脂高，加耳尖、内分泌穴；胸闷气短，加肺穴；心动过缓，加肾上腺、肝穴。按压耳穴的时间最好放在每餐饭后30分钟为宜，可增强疗效。按压与呼吸配合，压时吸，松时呼。压力要适中，防止压破耳廓皮肤，以免感染。对胶布基质氧化锌发生过敏反应者，应及时更换。夏季贴压耳穴时，不宜时间过长。耳廓有冻疮或炎症时，不宜作耳压法。

❋158. 如何自我按摩保护心血管

（1）抚摩胸口：留内衣，仰卧床上，全身放松，两手掌根分别按住两乳房不动，两手四指（拇指除外）并拢，用指头抚摩胸口，同时右手向右旋转50圈，左手向左旋转50圈；再逆向旋转各50圈。这对胸闷、心绞痛、哮喘、气短等有缓解作用。但如不好转，甚至有持久的胸骨后压榨性剧痛、呼吸困难等胸部症状，超过30分钟，可能是急性心肌梗死，赶快去医院抢救。

（2）双掌重叠按摩胸腹：以两乳之间（膻中）丹田为中心，双掌重叠，先把右手放底下、顺时针方向旋转50圈，再换左手放底下，逆时针方向旋转50圈。反复进行，推呼气、拉吸气，逐步扩大范围，动作要缓慢有力。

（3）深呼吸双掌交错按摩胸腹：用右手掌按压在右胁肋上，左手掌按压在左胁肋上，两手同时用力往上提擦（大包、期门、天池、胸乡、周荣等）至胸脯上（同时深吸气），两掌交错对推，右手在上推摩（中府、云门、俞府、璇玑等），左手在下推搓（膺窗、膻中、中庭等），各至对侧腋窝，再往下抹擦胁肋，同时深呼气，左手拉摩经肚脐，右手拉摩经上脘、中脘、下脘等各自回到原胁肋处。吸气时让胸廓尽量扩张慢慢鼓起来；呼气时让胸廓尽量缩小、腹肌收缩。稍停屏气，反复鼻吸口呼1分钟。吸进氧气呼出二氧化碳，增强肺活量，改善心、肺功能。

（4）两手交替、拍胸捶背：坐或站，先用右手掌拍打左胸脯一下，同时用左手反臂反拳捶打后左背一下，两手交替，前拍打胸脯，后捶打脊背（身柱、肺俞、心俞等）1分钟。

以上方法，每日晚睡前、早醒后，仰卧或坐床上各按摩一遍。此法可防治心慌、冠心病、心肌梗死、心动过速、胸胁胀痛、气管炎、肋间神经痛等。

八、防治心血管病关键在预防

❋ 159. 什么是心血管病的一级预防

一级预防是指控制其危险因素而从根本上防止或减少疾病的发生。主要措施：①健康教育；②合理膳食；③禁烟限酒；④适量运动；⑤控制体重；⑥心理平衡。各国指南推荐的抗栓药物仅有阿司匹林。一般推荐10年心脑血管病风险大于10%的人群应用小剂量阿司匹林预防，不推荐所有中老年人群均应用。我国规范使用阿司匹林的专家共识推荐如下：

（1）患有高血压但血压控制在150/90毫米汞柱以下，同时有下列情况之一者，可应用阿司匹林（每日75～100毫克）进行一级预防：①年龄在50岁以上；②具有靶器官损害，包括血浆肌酐中度增高；③糖尿病。

（2）患有2型糖尿病，40岁以上，同时有心血管危险因素，如：①有早发冠心病家族史，②吸烟，③高血压，④超重与肥胖，尤其腹型肥胖，⑤白蛋白尿，⑥血脂异常者，应使用小剂量阿司匹林进行心脑血管疾病的一级预防。

（3）10年缺血性心血管病风险大于10%的人群或合并下述三项及以上危险因素者：①血脂紊乱，②吸烟，③肥胖，④大于50岁，⑤有早发心血管病的家族史（男小于55岁、女小于65岁发病史）。

2009年美国预防工作组建议认为：①男性45～59岁组10年心血管风险≥4%、60～69岁组≥9%及70～79岁组≥12%时，阿司匹林降低心肌梗死的价值将超过胃肠道出血的风险；②女性55～59岁组10年心血管风险≥3%，60～69岁组≥8%及70～79岁组≥11%，阿司匹林降低脑卒中的价值将超过出血的风险。

目前，国内外对采用阿司匹林抗栓进行心血管病一级预防的利弊还有很多的争论，还需有更多的大规模的前瞻研究，才能做出可靠的推荐。

✴160. 什么是心血管病的二级预防

二级预防是指对已患病者采取早发现、早诊断、早治疗，防止或减少心血管病的发展或急性复发及并发症的发生。主要措施是加强人群健康教育，增强群众自我发现、早期发现、主动发现就诊的意识和能力；提高社区医务人员诊治水平，增强其指导群众自我保健的意识与责任，进行科学规范诊治，严格掌握适应证和控制并发症，防止疾病进一步发展或复发；对患者加强心理咨询、心理指导，采取疏导、支持、安慰、鼓励等措施，引导患者以积极的态度和良好的情绪对待疾病，树立战胜疾病的勇气和信心；合理运动也有助于减缓疾病的进展。

抗栓治疗在心血管病二级预防的获益已无异议。因此，一旦确诊患有心血管病即应开始抗栓治疗，这已是临床治疗的常规。过去最常用的方案是口服阿司匹林，近年来有不少临床试验证明与单用阿司匹林相比，联合应用抗栓药物（如阿司匹林加氯吡格雷或其他抗栓药）可明显增加获益。但在临床实践中还需根据患者具体情况决定抗栓治疗方案。

进行抗栓治疗者应严密观察有无出血倾向和其他副作用，一旦发生应立即采取相应措施。如服用阿司匹林应首先筛查有无发生消化道副作用的高危因素，如：①消化道疾病病史（消化道溃疡或溃疡并发症史）；②年龄大于65岁；③同时服用皮质类固醇者；④同时服用其他抗凝药或非类固醇抗炎药者；⑤存在其他严重疾病等。有高危因素的患者应当采取预防措施，如筛查与治疗幽门螺杆菌感染；预防性应用质子泵抑制剂；合理联合应用抗栓药物等。

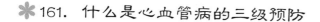

❋161. 什么是心血管病的三级预防

三级预防是指对心血管病的后期患者进行康复治疗、防止病情恶化、预防发生并发症和伤残、延长寿命。主要措施是建立健全康复组织和伤残服务体系，提供功能性和心理康复指导及合理的康复治疗，加强社会支持等。

急性心血管栓塞事件应尽快开通闭塞的血管并维持血管通畅。主要的方法是溶栓和介入治疗（血管成形术或支架置入术）。急性心血管栓塞事件治疗好转后应长期或终生抗栓治疗。

❋162. 保护心血管为什么要预防便秘

便秘本身并不会产生致命的危险，但如果年龄较大并患有心血管病，那它就成了一个危险因素。因为在排便时用力，血压会比平常高，机体的耗氧量增加，容易诱发心绞痛、心肌梗死等。这种病例在临床上逐年有所增加。

高血压患者肌肉收缩，胸腔和腹腔内压力增加，使较多的血液充盈到不能收缩的颅腔内，于是颅内血管压力急剧增高，易发生血管破裂，形成脑出血。冠心病患者刺激交感神经系统，使其末梢释放大量去甲肾上腺素，从而使心跳加快，心脏收缩时的阻力增大，负荷提高，加重心肌缺氧，导致冠状动脉发生痉挛，不仅可诱发心绞痛，甚至心脏突然停止跳动而死亡。

便秘是指连续48小时未排便，且有自觉症状。便秘是老年人最常见的消化道症状，且严重的便秘常伴有头痛、腹胀、厌食，并因排便时过度屏气使老人颅内压和肠内压升高。

在不运动的老年人中，左半结肠和直肠内可见到粪便积聚现象。另外，由于老年人脑血管硬化，使胃、结肠反射减弱。老年人消化吸收功能减退，机体虚弱，无力排便均可致便秘发生。另外，老年人多因牙齿松动、脱落，喜食软烂之食，纤维素摄入减少产生便秘。

改善便秘首先要注意饮食调理，平时要多饮水，以维持水代谢平衡，防止邪火上侵。可多吃一些生津止渴、润肠通便的果蔬，如银耳、蜂蜜、香蕉、西瓜、梨、萝卜、番茄等。还应多吃粗纤维食物，如韭菜、芹菜、冬菇、木耳、荞麦、全麦胚、黄米、全麦面包等，可刺激肠壁，使肠蠕动加快，促进排便。便秘者应禁忌浓茶、咖啡、酒类、大蒜、辣椒等刺激性食品。禁食含鞣质较多、收涩大便的食品，如嫩蚕豆、莲子、芡实、巧克力之类。

❋163. 预防血管老化为什么要服维生素E

评估血管是否年轻的一个重要指标就是其内壁是不是光滑，有没有发生动脉硬化。然而在我们的身边，威胁血管健康的因素可真是不少。从空气污染到不良饮食习惯、从吸烟酗酒到运动太少，无不是血管老化的催化剂。因此，对那些生活习惯不好的人而言，可适量补充些维生素E。

维生素E被誉为"血管清道夫"，它对血管保护可是多管齐下，既能防止多不饱和脂肪酸被氧化，又能预防胆固醇和中性脂肪在血管内沉积，还能调节血小板，这些功能都与血管健康有关。

肥肉吃多了会导致胆固醇含量超标，引起动脉硬化性疾病。其实一些看似并不油腻的食物，如动物内脏、蛋黄等，也含有大量的胆固醇，因此又被称为"隐形肥肉"。长期大量吃红肉，也会增加因心脏病和癌症导致的死亡风险。因此，总的来说，爱吃肉的人更容易出现血脂异常、动脉硬化等问题，适量补充维生素E有预防动脉硬化的作用。

薯片、炸米果等用油炸过的零食是维生素E的强敌。这些食物含有大量过氧化脂肪，会消耗掉体内的维生素E。因此，爱吃零食的人也要补充点维生素E。

冠心病、帕金森病、老年痴呆等都和血管老化有关系，适量补充维生素E能改善血管的健康状况。

维生素E会影响某些药物的疗效，如可能增强洋地黄的强心作用，同时服用雌激素有诱发血栓性静脉炎的风险等。因此，正在服药的人选择维生素E前，一定要先去问问医生，每日摄入100毫克维生素E即可。另外，为了预防维生素E摄入过量，每使用2～3个月，最好停用1个月。

❋ 164．中年男性如何预防心血管病

在由心血管疾病导致的猝死中，男性的比例要远远高于女性。对于肥胖、抽烟和长期处于疲劳紧张状态的男性来说，也许在打球、洗澡、开会或吃饭过程中，就可能突发心脏事件。因此，专家提醒，年过40岁，特别是有心脏病高危因素的男性，应该随身携带急救药，为自己的心脏上份"保险"。比如在皮包或口袋里放一瓶硝酸甘油，经常停留的床头、书房、办公室、卫生间等也要预备一瓶。一旦发生状况，立即取出一片放在舌下含服。服后疼痛症状还没明显减轻，则可能是心肌梗死，必须马上去医院。

美国医生发现，四五十岁、大腹便便、抽烟的男人，大多"怀揣"着一份心血管疾病诊断书。要减少这一现象，女人一定要管好丈夫的嘴，帮男人戒烟，再写一份护心食谱。男人最爱吃肉和油炸食品，对动物脂肪的偏爱会导致油脂过多，沉淀在血管上造成动脉硬化，形成血栓。要想管住男人的嘴，就要让他们多吃鱼、豆制品、坚果、燕麦和大蒜，这些都是心血管疾病克星。此外，还要少吃盐，多吃水果，40岁以后不要吃动物内脏和肥肉。

❋ 165．预防高血压病要注意什么

"少盐少脂多运动，戒烟限酒减压力，按时服药是关键，谨遵医嘱是保障。"对于广大高血压患者，有关专家提出忠告，特别是要做到"八项注意"：

（1）减少食盐摄入量。高血压病患者每日摄入盐量应少于5克，大约小汤匙每日半匙，尤其对盐敏感的患者要更少。

（2）保证合理膳食。高血压病患者饮食应限制脂肪摄入，少吃肥肉、动物内脏、油炸食品、糕点、甜食，多食新鲜蔬菜、水果、鱼、蘑菇、低脂奶制品等。

（3）有效控制体重。减肥、控制体重最有效的方法是节制饮食，减少每日摄入的总热量。

（4）戒烟。烟中含有尼古丁，能刺激心脏，使心跳加快，血管收缩，血压升高。

（5）限酒。大量饮酒，尤其是烈性酒，可使血压升高，有些患者即使饮酒后当时血压不高，但过后几天仍可出现血压高于平常。

（6）增加体力活动。适当的体育锻炼可增强体质、减肥和维持正常体重，可采用慢跑、快步走、游泳、骑自行车、体操等形式的体力活动，每次活动一般以30～60分钟为宜，强度因人而异。

（7）注意心理、社会因素。高血压病患者应注意劳逸结合、保持心情舒畅，避免情绪大起大落。

（8）如果通过3～6个月的非药物治疗，血压控制良好，可继续维持。如无效，则应改用降压药物治疗，不能因为年轻或无明显症状而不用药。

✳ 166．如何预防运动性猝死

运动锻炼如今已经成为一种健身的时尚，健走、跑步、游泳、跳健美操、登山各种运动，老少齐上阵。但是很少有人会想到原本为了身体更加强壮、更加健康、更加长寿的运动，如果行为不当会引起猝死。因此，参加体育锻炼一定要量力而行，不能超过自身所能承受的强度，只要做好防护工作，运动猝死是可以预防的。

运动猝死者中多数都有心脏疾病，如心肌炎、心室壁薄、心脏肥大等，而这些人却往往不知道自己心脏有病，这是由于在普通的体检中很难发现。而会把自己当成完全健康的人去参加各种剧烈运动、竞技比赛，猝死就像一颗定时炸弹随时随地可能爆炸。因此，喜欢运动且有条件的人最好进行心肺功能的全面检查。如果在运动时经常出现胸闷、气促、心慌、头痛、恶心等症状，运动者应该重点进行心脑方面的检查。

低强度运动的脉搏为每分钟100次以内，中等强度为130～150次，高强度则为150次以上。一般推荐中低强度的运动，老年人运动时，如果每分钟心跳超过"170减年龄数"就要注意，如果这一数字再上升10%就有危险。

监测运动前后脉搏变化是简单易行的监测运动强度手段。

一般来说，低强度运动后的脉搏应该在运动后5～10分钟恢复正常，中等强度为20～30分钟，高强度则为半个小时至一个小时，不同体质的人群可按此标准安排运动强度。患有心脑血管疾病或有其他严重疾病的人群，应该在医生或运动专家的指导下从事体育锻炼。

✳ 167. 如何防止再次心肌梗死

心肌梗死是老年人易患的急重病症，受正规救治后，仍有极少数人可能再次、甚至几次发生新的梗死。这就告诫急性心肌梗死患者，出院后要随时防范再次心肌梗死，不能掉以轻心。

防止再次心肌梗死，除了医生的措施外，最重要的还是患者要掌握有关知识，并根据各人不同情况有阶段、有侧重地加强防范措施和自我保健。

（1）妥善治疗高血压、糖尿病、高血脂等基础疾病，减轻心脏负担，防止冠心病加重。

（2）坚决戒烟。彻底避免吸烟对心血管系统的不良影响。

（3）适当限盐。肥胖者应减轻体重，以免增加心脏负担。

（4）心肌梗死恢复期的体力活动，要严格稳妥地按"循序渐进"的原则进行。活动量达到中等强度即可，并尽可能避免参与需用爆发力或有其他危险动作的活动。

（5）一般心肌梗死后患者宜长用服用抗血小板聚集药。如阿司匹林每日40～80毫克，并根据病情由医生选择一些药物和及时做针对性处理。

（6）要特别注意心理调摄。性格狭隘、孤独及好激动者再梗死的发生率明显增高。

✳ 168. 为什么说控制冠心病的关键在于预防

从冠心病的流行病学研究来看，只有有效的预防，才是真正控制冠心病发生发展的关键。冠心病的形成涉及多种因素，主要分不可逆转因素和可逆转因素，前者主要包括遗传、年龄和性别；后者主要有高血压、高脂血症、吸烟、肥胖、体力活动少和心理精神因素等。现代医学研究证实，在众多冠心病形成因素中，高血压、高脂血症、吸烟、肥胖是主要致病因素，这些都是可逆转因素，都是可以纠正改变以预防冠心病的。

（1）控制高血压：高血压患者应饮食清淡，防止摄入食盐过多，多吃蔬菜、豆类等含钾高的食物及含钙高的食物，避免饮酒和肥胖，并适当运动，保持精神愉快。在选择降血压的药物时，要注意控制其他危险因素如高血脂、高血糖、纤维蛋白原升高及心电图不正常，这样就可收到对高血压防治的最佳效果，不仅使血压降到正常，还可使冠心病的发病率下降。

（2）降低血脂：一项降低胆固醇、预防冠心病的临床试验表明，冠心病危险因素的下降直接与血胆固醇水平降低幅度的大小和持续时间的长短有关。较长时间地维持胆固醇于理想的水平，可达到预防冠心病发病或不加重冠心病的目的。因此应广泛开展卫生宣传，预防人群中血脂升高。告知群众应知道自己的胆固醇值，以便根据自己的胆固醇水平，在生活中采取正确的措施。在膳食结构上，要保持传统的低脂肪、多蔬菜、素食为主的优点，改变低蛋白、低钙、高盐的缺点，使人群中总胆固醇水平保持在5.2毫摩/升（200毫克每分升）以下。对总胆固醇水平在6.24毫摩/升（240毫克每分升）以上者，应在医生指导下采取药物和非药物两种降脂措施。

（3）戒烟：据调查，我国吸烟人数约2.9～3.1亿人，此外尚有2.2亿人为被动吸烟。有研究表明，25岁的人，每日吸烟1～9支，减寿4.6年；10～19支减寿5.5年；20～29支减寿6.2年；40支以上减寿8.3年。因此，世界卫生组织提出"要吸烟，还是要健康"的警示，号召戒烟。戒烟的关键是毅力，虽也可配合药物和针灸，但成败仍取决于决心和意志。

（4）增加体力活动：运动是最有效的健康手段。活动身体的节律性运动如步行、上楼、跑步、骑自行车、游泳比其他种类活动更有益处。如能每日或至少隔日做20～30分钟的中等程度活动（达极量的50%～70%），就能有效地增强心功能。

（5）调节A型性格：A型性格具有时间紧迫感、争强好胜、易激怒、缺乏耐心等特点。美国西部合作研究表明，A型性格者冠心病发病率是B型的两倍。所以，A型性格的人宜针对性地采用心理调整、气功、太极拳等方法加以调整。

✳ 169. 高脂血症能不能预防

高血脂对身体的损害是不明显的、逐渐进行性和全身性的。早期多数人没有症状，这也是很多人不重视早期诊断和早期治疗的重要原因。高血脂的直接损害是加速全身动脉粥样硬化的进程。因为全身的重要器官都要依靠动脉供血、供氧。一旦动脉被粥样斑块堵塞，就会出现器官缺血的严重后果。

冠心病、动脉硬化引起的肾功能衰竭等都与高血脂密切相关。大量研究资料表明，高脂血症是脑卒中、冠心病、心肌梗死的危险因素。此外高脂血症也是造成高血压、糖尿病的一个重要危险因素。高脂血症还可导致脂肪肝、胆结石、胰腺炎、眼底出血、高尿酸血症。高脂血症患者患心脏病的概率是正常人的4倍。

大多数患者的高脂血症是由于饮食不当造成的。饮食因素在高脂血症发病中的作用比较复杂，糖类摄入过多，可影响胰岛素分泌，加速肝脏极低密度脂蛋白的合成，容易引起高甘油三酯血症。胆固醇和动物脂肪摄入过多，与高胆固醇血症的形成有关。

运动和体力活动可以使高脂血症患者血清低密度脂蛋白胆固醇和极低密度脂蛋白胆固醇及甘油三酯水平明显下降，并可以有效地提高血清高密度脂蛋白胆固醇水平。因此，对于大多数由于饮食因素所致的高脂血症患者说来，采取适当的饮食措施结合长期规则的体育锻炼和维持理想的体重，高脂血症是可以预防的。

对于某些由于内分泌或代谢因素所致的高脂血症，如甲状腺功能减退所引起的高脂血症，通过积极治疗原发疾病并配合降血脂药物，可以纠正脂质代谢紊乱。

少数由于遗传因素所导致的严重高脂血症如家族性高脂血症、严重的多基因高胆固醇血症和家族性混合性高脂血症，通过各种综合治疗措施，可以使脂质代谢异常得到控制和改善，并减轻临床症状。

✱ 170. 如何通过饮食预防高脂血症

禁食辣椒，多吃趋脂性食物。肥胖和高脂蛋白血症患者，一般都饮食不节。而辣椒为调味品，它能开胃，促进消化，增加食欲，故应禁食。而趋脂性食物（对脂肪沉积有溶解作用），如海鱼、海带、燕麦、粗面粉、苦荞麦、粳米、玉米等，应适量多吃一些，以调脂减肥。

（1）适当控制脂类食物：肥胖患者和高脂蛋白血症患者，血中的脂类物质含量均较高。因此，应适当控制这类食品的摄入。饱和脂肪酸是人体内胆固醇合成的重要来源之一，而动物脂肪内饱和脂肪酸的含量较高。所以，不应吃这类食物。高胆固醇食物可直接影响人体内胆固醇的水平，应严格限制高胆固醇食物如动物的脑子、内脏、脊髓、蛋黄、鱼子、蟹黄、猪肉的摄入量。一般来讲，正常人的胆固醇摄入量应控制在每日200毫克以下，并多吃一些洋葱、香菇、海藻类食品。

（2）限制糖类的摄取：糖摄取过多，可转化成脂肪贮藏在体内。因此，肥胖和高脂蛋白血症患者应少吃或不吃糖类。谷物和薯类的主要成分是淀粉，淀粉到体内可以直接转化为糖，故肥胖和高脂蛋白血症患者应限制主食的摄入量。此外，还应少吃含糖较高的水果，如桃、苹果、李子、葡萄、香蕉、桂圆、荔枝、柑橘、提子、哈密瓜、西瓜、甜瓜、香瓜等。

（3）戒酒：饮酒可增加热量，而且乙醇可以影响肝脏分解脂肪的功能，使脂肪大量积存于体内；饮酒还可增强食欲，加大饭量，对减肥调脂不利；啤酒内含大量的糖分及其他各种营养成分，如长期饮用，更易造成脂肪堆积。因此，肥胖及高脂蛋白血症患者应尽早戒酒。

✳ 171. 如何预防心律失常

（1）控制体重：研究表明，体重增加10%，冠心病危险增加38%；体重增加20%，冠心病危险增加86%。有糖尿病的高血压患者比没有糖尿病的高血压患者冠心病患病率增加1倍。

（2）戒烟：烟草中的烟碱可使心跳加快、血压升高（过量吸烟又可使血压下降）、心脏耗氧量增加、血管痉挛、血液流动异常及血小板的黏附性增加。这些不良影响，使30～49岁吸烟男性的冠心病发病率比不吸烟者高3倍，而且吸烟还是造成心绞痛发作和突然死亡的重要原因。吸烟对健康的危害一般是在吸烟若干年以后才表现出来的。而且吸烟可以引起呼吸道疾病，如慢性支气管炎、肺气肿和肺癌等，容易被人理解，而吸烟会引起心血管病，则往往不被人重视。烟草燃烧后，其烟雾中有400多种化学物质，引起心血管病的物质主要是尼古丁和一氧化碳。这些有害物质可经过呼吸道进入人体血流。尼古丁有兴奋交感神经的作用，使肾上腺素和去甲肾上腺素的分泌增加，使血压升高。尼古丁作用于动脉内膜使之发生脂肪性病变，增加血小板的聚集和黏附，还使血管内皮细胞屏障功能减低，血小板大量聚集，导致动脉血栓闭塞。尼古丁还使促进动脉粥样硬化发生的低密度脂蛋白增加，使防止动脉发生粥样硬化的高密度脂蛋白减少。一氧化碳进入血流，因其与血红蛋白的结合力比氧大250倍，而使碳氧血红蛋白增加，使血红蛋白运输氧的能力减低，使组织器官缺氧。吸入一氧化碳可使血脂增多，血管通透性增加，血管壁上脂质沉着增多，故一氧化碳亦是引起动脉粥样硬化的重要因素。

（3）戒酒：美国科学家的一项实验证实，乙醇对心脏具有毒害作用。过量的乙醇摄入能降低心肌的收缩能力。对于患有心脏病的人来说，酗酒不仅会加重心脏的负担，甚至会导致心律失常，并影响脂肪代谢，促进动脉硬化的形成。酒精能够刺激脂肪酸从脂肪组织释放，使肝脏合成前β脂蛋白增加。前β脂蛋白和乳糜微粒在血中消除得慢，加重高脂血症，即使每日饮少量烈性酒，也可以促进肝脏胆固醇的合成，引起血中胆固醇及中性脂肪含量增高，从而引起动脉粥样硬化。由此可见，饮酒对心血管系统危害极大，可进而影响窦房结及其传导系统，引发心律失常。故戒酒是预防心律失常的重要一环。

（4）改善生活环境：污染严重及噪音强度较大的地方，可能诱发心脏病。因此应当改善居住环境，扩大绿化面积，降低噪音，防止各种污染。

（5）避免拥挤：避免到人员拥挤的地方去。无论是病毒性心肌炎、扩张型心肌病，还是冠心病、风湿性心脏病，都与病毒感染有关，即便是心力衰竭也常常由于上呼吸道感染而引起急性加重。因此要注意避免到人员拥挤的地方去，尤其是在感冒流行季节，以免受到感染。

（6）合理饮食：应有合理的饮食安排。高脂血症、不平衡膳食、糖尿病和肥胖都和膳食营养有关，所以，从心脏病的防治角度看营养因素十分重要。原则上应做到"三低"，即低热量、低脂肪、低胆固醇。

（7）适量运动：积极参加适量的体育运动。维持经常性适当的运动，有利于增强心脏功能，促进身体正常的代谢，尤其对促进脂肪代谢，防止动脉粥样硬化的发生有重要作用。对心脏病患者来说，应根据心脏功能及体力情况，从事适量的体力活动有助于增进血液循环，增强抵抗力，提高全身各脏器机能，防止血栓形成。但也需避免过于剧烈的活动，活动量应逐步增加，以不引起症状为原则。

（8）规律生活：养成健康的生活习惯。生活有规律，心情愉快，避免情绪激动和过度劳累。

✱172. 如何预防感染性心内膜炎

有心脏瓣膜病或心血管畸形及人造瓣膜的患者应增强体质，注意卫生，及时清除感染病灶，在做牙科和上呼吸道手术或机械操作，低位胃肠道、胆囊、

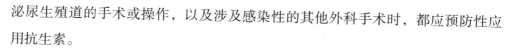

泌尿生殖道的手术或操作，以及涉及感染性的其他外科手术时，都应预防性应用抗生素。

在牙科和上呼吸道手术或机械操作时，一般术前半小时至1小时给予青霉素G100～120万单位静脉滴注及普鲁卡因青霉素80万单位肌内注射，必要时每日加用链霉素1克，术后再给予2～3天。做胃肠道、泌尿生殖系统手术或机械操作时，术前、术后可选用氨苄青霉素与庆大霉素联合应用。

173. 如何预防心肌炎

为了预防病毒性心肌炎，应当首先预防感冒、肠道病毒性感染，经常参加体育锻炼，提高身体抗病能力，住室经常开窗通风，保持空气新鲜。在感冒发生季节，要尽量少去人多拥挤的场所，注意防止各种病毒感染。充分治疗原发病，如白喉应早期给予定量抗血清治疗。咽炎、扁桃体炎等链球菌感染时应予以青霉素治疗。某些感染，如麻疹、脊髓灰质炎、白喉等可通过预防注射达到预防的目的。一旦发现病毒感染，要注意休息，避免过度疲劳，更不宜吸烟、酗酒。

174. 如何预防克山病

注意环境卫生和个人卫生，保护水源，改善水质，改善营养条件，防止偏食，尤其对孕妇、产妇和儿童更应加强补充蛋白质、各种维生素及人体必需的微量元素，包括镁、碘等，并防治大骨节病、地方性甲状腺肿。

采用硒酸钠作为预防性用药，经多年推广，证明可明显降低发病率，通常每10天口服一次，1～5岁1毫克，6～10岁2毫克，11～15岁3毫克，16岁以上4毫克，非发病季节可停服3个月。此外，脱贫致富，提高病区人民生活水平，亦是重要的预防对策。

根据患者的心功能状态，限制或避免体力和脑力活动，提倡生活规律，劳逸结合。休息能减轻心脏负担，促进损伤心肌恢复，避免上呼吸道感染及精神刺激。病情不稳定者应加强随访观察。

流行区推荐使用含硒食盐，农村使用含硒溶液浸过的种子种植，植物根部施加含硒肥料以提高农作物中含硒量。

✳ 175. 如何预防风湿性心脏病

（1）防治链球菌感染：防止因呼吸道感染引起风湿活动、加重病情。

（2）劳逸结合：患者症状不明显时可适当做些轻体力活，适当的运动和体力劳动可增加心脏的代偿能力，但不要参加重体力劳动，以免增加心脏负担。患者伴有心功能不全或风湿活动时应绝对卧床休息，一切生活均应由家人协助。对患者态度要和蔼，避免不良刺激。不少风湿性心脏病患者精神紧张、情绪激动时，容易突然发生心动过速，增加心脏负担，造成心功能不全。

（3）合理饮食：心功能不全者应控制水分的摄入，饮食中适量限制钠盐。每日以10克以下为宜，切忌食用盐腌制品。减少高脂肪饮食；缓进饮料；服用利尿剂者应多吃水果如香蕉、橘子等；戒刺激性饮食和兴奋性药物；节制性生活。

（4）不宜做剧烈活动：应定期门诊随访，心房颤动的患者不宜做剧烈活动。在适当时期要考虑行外科手术治疗，何时进行应由医生根据具体情况定。

（5）如需拔牙或做其他小手术，术前应采用抗生素预防感染。

✳ 176. 如何预防风湿性心脏瓣膜病

由于风湿热多于人体抵抗力较低时，感染A型溶血性链球菌而引起。因此，平时加强锻炼身体，增强体质，生活规律及不吸烟，天气阴凉时注意穿衣盖被等保暖措施对预防该病是很有帮助的。定期到医院体检也利于对该病早发现、早诊断、早治疗。一旦确诊患有风湿热，应立即到专科医院应用苯唑青霉素、青霉素、红霉素等治疗。